ウツっぽい子をやる気にする9つの方法

和田秀樹

GENTOSHA

装丁　田中和枝（有限会社フィールドワーク）
挿画　常永美弥

まえがき

日本の年間自殺者数が14年連続して3万人を超えたことや、その7割がうつ病によるものと推定されることなどから、うつ病やメンタルヘルスに対する注目が、国内でもだんだん高まってきています。

また、各種調査で、子どものうつ病が急増していると報告されています。中学生の場合は、うつ病のリスクをもつ子まで含めるとその数が生徒の2割にも上るという調査結果もあります。

実際、親から見ていてもおかしいと思うくらい意欲や元気がないとか、暗い顔をしている、生きているのがつまらないといった発言をする、食欲もなさそうという症状の子どもが少なくないから、このような結果になっているのでしょう。

そういうわけで、子どもがうつっぽいとご心配になっている親御さんも多いことと思います。

ただ、子どものうつ病を大人のうつ病と同じものと考えていいのかどうかは、まだ議論が分かれているところもあります。

ひとつには、薬がよく効くケースが大人ほど多くないということです。

中高年以降、とくに高齢者のうつ病の場合は、神経伝達物質が加齢とともに減ってきている要因が大きいと考えられており、実際にそれを薬で補ってあげることで7~8割の患者さんがよくなるし、薬で完治する人も少なくありません。

しかしながら、子どもについては、まったく効かないケースも珍しくないのです。

一方で、気分が変わった、考え方が変わった、あるいは学校やクラスが変わっただけで、すっかりうつがよくなったということも子どもには見られます。

私も児童精神科の専門家とは言えないのですが、多くの受験生を見てきた経験からいうと、中学生の20パーセントに見られるといううつ症状のうち、本当のう

つ病はその1割くらいなのではないか（逆に9割はそうでない）と思っています。

もちろん、児童精神科の専門家のところに行って、きちんと診断や治療を受けることができるのであれば、それにこしたことはないし、専門家に本物のうつか、精神的な反応なのかを見分けてもらうことができたらベストでしょう。でも、専門家がまだ少なすぎて、20パーセントの子どもにはとても対応できないのも実情です。

そこで本書では、子どもがうつっぽいときに、親の立場でどんなことができるかを、いろいろな場合を想定しながら多面的に提案したいと思います。

もちろん、医者に行ったほうがいい場合、スクールカウンセラーを必要とする場合もあれば、親がいろいろなことを試すだけでかなりうまく解決する場合もあると思います。要するに、子どものうつ状態には、大人のもの以上にいろいろな原因があるのではないかということです。

だから、全員に同じような対応では、うまくいくこともあれば、いかないことも多いように思うのです。

大切な子どもに対して、あれこれと試してもらって、少しでも子どもがやる気になってくれ、うつ状態を脱却してくれればというのが著者の願いです。

また、そういう子どもをおもちの方のヒントになると同時に、転ばぬ先の杖として予防にも役立ち、子育ての不安を少しでも軽減できるなら、著者としてこの上なく幸甚に思います。

２０１２年5月

和田秀樹

ウツっぽい子をやる気にする9つの方法　もくじ

第1章

うつっぽい子と本物のうつの違いとは

第2章

落ち込んだ子どもの心を復活させるには

第3章

子どもの無気力をやる気へ変えるには

第4章

健康になると心も強くなる

第5章

子どものうつを助長する現代社会

第6章

子どもの危険なサインを見逃すな

構成　鹿嶋康之

第1章

うつっぽい子と本物のうつの違いとは

うつ病のリスクをもつ子どもが増えてきた

本書では、さまざまな形でうつっぽい子どもについて、その原因を考察したり、対応を検討していきたいと思っています。

しかし、その前に、親御さんの側に、うつ病とはどんな病気なのかをまず知っていただく必要があると思います。実際、日本では、まだまだ精神科の敷居が高く、約400万人と推定されるうつ病の患者さんのうち、実際に医者にかかっている人は約100万人とされています。

自殺予防などの観点からも、現在、国を挙げてうつ病とはどんな病気なのかについての啓蒙活動に力を入れているところです。

とはいうものの、うつ病について、まだよくわかっていなかったり、偏見のようなものをおもちの親御さんも少なくないと思うのです。

子どもがうつっぽいとか、うつ病なのではないかと疑う前に、ちょっと小難しい話になるかもしれませんが、うつ病について、現在の精神医学がどのように考えているかという話をしてみたいと思います。

北海道大学などいくつかの大学で、うつ病に関する調査が行われています。そうした統計・調査で、子どものうつ病が増えているという結果が出ています。とくに北海道大学が行った2万人規模の大規模調査では、小学生の1・6パーセント、中学生にいたっては4・6パーセントがうつ病と推定され、うつ病のリスクをもつ子どもたちは小学生で7〜8パーセント、中学生では22・8パーセントという予想外の大きな数字であったため、一時期、新聞紙上をにぎわしました。

うつ病といわれる病気は、私が学生だった時代も、精神科医になってからも、本来、30代、40代以降に発症するとされていました。20年ほど前からセロトニン仮説といって脳内のセロトニン不足がうつ病の原因と考えられるようになって、歳をとるほどセロトニンが減るため中高年以降にうつ病が増えるのではないか、という説も強まっています。ですから、子どものうつ病というのは、比較的、稀《まれ》と見られていたのです。

しかし実際は、抑うつ気分になってしまう、学校に行きたくない、将来に対しての希望がもてない、さらには、死んだほうがいいのではないかと思う子どもが、思った以上に多くいたのです。

現在、そうした抑うつ的な症状だと思われる子どもたちが、昔よりおそらく増えています。子どものうつの場合は、抑うつ気分が言語化できず、体の症状を訴えたり、不登校などの形をとることが多く、それらも含めて、子どものうつ病と言われるようになりました。

さて、子どものうつ病を考える際に、そもそもうつ病とは何か、精神医学がうつ病というものをどうとらえているかをお伝えする必要があると思います。

私が医学生だった時代は、日本では「うつ病」と「抑うつ神経症」が分けて考えられていました。後者は、外から見て、うつ病に見えるかもしれないけれども、気分が落ち込む種類のノイローゼであって、本物のうつ病ではないという理解です。

このふたつは別々の病気ととらえられていて、使う薬も変えるべきだし、カウンセリングの必要性も違うとされていました。うつ病と抑うつ神経症を分けて考えられないと、精神科医としては一人前ではないとさえ言われていました。そういう時代が長く続いていたのです。

うつ病と精神医学の歴史

日本の1990年以前の精神医学界では、精神科の病気については、医者の経験的判断の要素が非常に大きいものでした。正しい診断や正しい治療ができないと一人前ではないとか、やぶ医者と思われ、評価基準は今より厳しかったかもしれません。

うつ病をきちんと理解するために、ここから多少、専門的な話になるのでご容赦いただきたいのですが、伝統的な考え方では、精神科の病気＝精神病は3つに分けられていました。

ひとつ目は「器質性精神病」というものです。これは脳の病気や生まれついての脳の異常によって起こる精神病です。

たとえば、子どもでは、生まれついての精神遅滞、英語でmental retardationといわれるもので、差別的な表現なので使いたくはないのですが、知恵遅れと呼ばれたものも、ここに含まれていました。

はっきりした脳の障害は見つかっていないものの、自閉症も器質的なものと考えられていましたし、昔は多かった脳梅毒による精神病（ニーチェなどの偉人もかかったとされています）は、器質性の代表選手でした。

また、脳炎のような感染症（ヘルペス脳炎やＡＩＤＳ脳炎の人は今でもかなりの数いるとされています）の後遺症による精神障害、脳腫瘍《のうしゅよう》による精神障害もこれにあたります。

脳腫瘍は比較的良性のことが多いのですが、腫瘍が大きくならなくても普段と違ったことを言いだす精神症状が生じるケースは少なくありません。アルツハイマー型認知症のような脳の変性によるものや、多発性の脳梗塞《のうこうそく》によって異常な精神症状が起こることも含まれます。このように、脳に何かしらの異常や病気で起こる一連の精神障害を「器質性精神病」と呼んでいました。

器質性精神病は、精神科医だけではなく、神経内科の医者も扱うほか、場合によっては脳外科の医者も扱います。最近、話題になっている〝治せる認知症〟と言われる正常圧水頭症はその代表的なものです。

ふたつ目が、脳の異常は見つからないのに起こる心の病で、これを「内因性精神病」といいます。いわゆる統合失調症や躁《そう》うつ病がこれにあたります。

3つ目が「心因性精神病」です。心因性精神病は、失恋や親の死、レイプ被害、あるいは震災のトラウマなど、何か心に傷がつくようなことがあって起こるもの、あるいは悩みや不安が強すぎる神経症などを指します。対人恐怖症や、何度も手を洗わないと気が済まない強迫神経症が代表的なものです。

うつ病は「内因性精神病」と考えられていた

一般的に、かつての精神医学においては、正常→神経症→精神病の順に重くなると考えられていました。精神障害に対する偏見や差別が強かった時代には、神経症（ノイローゼ）は誰でもかかるものなので恥ずかしくないという考え方もありました。また精神病と違って入院の必要性があまりないと考えられていたことも、神経症のほうが軽いと思われていた理由です。

さて、先の「心因性精神病」と違って、原因がはっきりしない「内因性精神病」が本当の精神病だ、という考え方は、当時はとても強いものでした。一般的に、三大精神病と呼ばれる次の３つが含まれます。

まずひとつが「統合失調症」（かつては精神分裂病と呼ばれていたもの）です。幻覚や妄想のように、他人から見ると異常と思われるような症状が出てきて、徐々に人格が崩壊していくと考えられていた心の病です。精神病というと、この統合失調症をイメージする人も多いかもしれません。

もうひとつが「躁うつ病」です。実際には躁にならない人がずっと多く、うつ病がふたつ目の代表と言えるでしょう。

そして最後が「てんかん」でした。てんかんは、長い間精神病として扱われていて、今でも日本では、てんかんは精神科の医者が診《み》ることが多いのです。ただ、現在の医学の流れでは、てんかんは精神の病でなく脳の病と考えられています。実際、アメリカでは、てんかんは精神科医でなく神経内科の医者が診ますし、ありとあらゆる精神障害を分類した本（後で説明するＤＳＭと呼ばれるもの）には、かつて三大精神病のひとつとされたてんかんは入っていません。

アメリカ精神医学会における、心の病の統一基準であるＤＳＭには、心や脳が原因で起こるありとあらゆる病気が記載されています。

たとえば、早漏といったものも入っていますし、睡眠障害、あるいは小児性愛、性交時疼痛症、女性オルガズム障害、男性オルガズム障害といったものまで心の病に含めています。しかし、この中にてんかんは入っていません。

心因的な理由がないのになるのが、うつ病

　さて、うつ病の場合、一般的には何かのショックや原因があるからなると思われています。たとえば、リストラ、失恋のショック、震災で身内が死亡した、あるいはずっと病気が治らないといった誘因があってなる心の病だと思われています。しかし、精神医学の世界では、原則としてはうつ病の原因はそうした心因ではないと考えられています。

　現実に、そうした誘因が見当たらない場合でも、うつ病は、あるとき突然起こることが多いのです。これまで元気にしていた人が、だんだん（これも短期間のことが多いので、突然といった感じになります）体調が悪くなって、気分がふさぎこんできて、会社に出られなくなってしまう。思い当たる心因がないのに、急にうつ病と診断されるような状態になってしまう。こうしたケースがかなり多いのです。

もちろん、ショックな出来事が誘因になることは珍しくはありません。しかし、覚えておいてほしいのは、とくに理由もないのに起こってくるということです。思い当たる心因がないから内科の病気なのだろうと思って本人が医者にかかることが多いのもそのためです。心因がないのに起こることが、精神病の精神病たる所以《ゆえん》であることを理解しておく必要があります。

たとえば、統合失調症の場合、「あの人は弟が自殺してから統合失調症になったんだ」といった理由づけがされていることがあるかもしれません。映画や小説のストーリーの中で、レイプされてから統合失調症になったといった話も見受けられます。現実に、そういう誘因があって統合失調症の症状が出てくる人はいます。しかし医学的に見ると、そういうことが原因で統合失調症になることはない（ＰＴＳＤという別の心の病になることはありますが）というのが原則です。つまり、いつの間にか幻覚や妄想が出てくるのです。

このようなうつ病（および躁うつ病）と統合失調症、精神病といわれるものは、原因はよく分からないのに発症することが原則です。また、薬が効くということから、何かは分からないが、脳の中で何かが起こっていると考えられてきました。精神病の特徴のひとつとして心得ておいてほしいことが、他にもあります。それは自分が病気であるという意識に乏しかったり、それがないということです。幻聴が聞こえたとしても、本当に聞こえていると思っていて、自分が病気だとは思わない。このことを専門的には病識がないといいます。

神経症は自覚がある、うつ病には自覚がない

次に、これは誰にでも起こるもので、本格的な精神病ではないため、正常な状態と精神病の間に当たる「神経症」ととらえられている症状があります。たとえば、前述した「抑うつ神経症」はうつ病より軽いものだと精神科では考えられています。

確かに、外から見ても、精神病と比べて症状は軽いレベルで、誰にでも起こりそうな気のするものです。また、精神病の人と違って、自分が「どこかおかしい」という意識があります。すなわち病識があるのです。

前述のように精神病の場合は病識がありません。たとえば、統合失調症の人が、誰かに追われているだとか、みんなが俺を殺そうとしているだとか、どう考えても現実にあり得ないような話をしている場合でも、本人は自分がおかしいと思っていません。実は、そこが深刻なのです。そうした精神病の人に、「おまえ、おかしいよ」と言っても、「おまえのほうがおかしいんだ」と言い返したりします。

うつ病の人も同じです。たとえば「おまえはちょっと落ち込みすぎだ」と周囲が言ったりすると、「いや、俺にはもう絶対将来がないんだ」と、言われたことを否定します。「それは病気だから医者に行ったほうがいい」とさらに言うと、「いや、そうじゃなくて、もう俺なんかどうせダメな人間なんだから」と、他人の言うことを否定し、自分の考えがおかしいのかなという思いすら抱きません。

こうした応答になるのは、本人に今の考えが心の病によるものという自覚がないからだとも言えるのです。

ところが神経症の場合は、自分がたとえばノイローゼだと思っていることが多いのです。本人は、何かしら心に原因があることを自覚しています。

たとえば、神経症の代表的なものとして、「不安神経症」という症状がありま す。将来に何か悪いことが起こるんじゃないかとか、電車に乗ったらパニックが起こるのではないかと自分が不安になってしまう症状です。

「強迫神経症」という症状もあります。たとえば、家の鍵を閉め忘れたのではないかとか、ガス栓を開けっ放しにしたのではないか、などと気に病みます。そういう場合に、何十回も確認に戻ったりして、確かめないと気が済みません。手洗い強迫といって、手がきれいになっていないかもしれないと思い、1時間に何回も手を洗う人もいます。

こうした神経症は、いわゆる精神病と違って程度問題のことが大半です。今述べた、手洗い強迫の人が1時間手を洗っているのは変だと思うかもしれませんが、仮に10分間、手を洗っている人がいるとすると、これは神経症なのか、神経質すぎるのか、よく分からないわけです。

高所恐怖症というのも、高いところがまったく怖くない人のほうが珍しいわけですから、普通の人よりその恐怖の程度が大きいという感じでしょう。要するに、相対的に見たときに、他の人にはないほど不安に感じるとか、恐怖を感じるといったことで、神経症とみなされるかどうかが決まるのです。

それが過剰な反応であっても、相対的に大勢の人が過敏になっていることは、神経症とは言われないこともあります。たとえば、1年間に交通事故で亡くなる人は、約5000人にのぼります。そうすると、外出によって交通事故に遭遇して死亡する確率は、単純に考えると、1億3000万分の5000、つまり、一生のうちに交通事故で死亡する人の割合は、だいたい200分の1もあるのです。

それに比べ、今あえて言いたいのですが、原発からの放射性物質を浴び続けて、死亡するレベルに達するのは、外に出て交通事故で死亡する危険性よりかなり低いのではないでしょうか。比較できる問題ではないとお叱りを受けそうですが、風評を信じて離れた地域で騒ぐ人たちは神経症とは言われません。確率的に言っても、医学的に見ても、心配しすぎている人たちは神経症レベルとみなされるはずですが、今の日本の中では、そう感じる人が多くスタンダードになっているので、神経症とは言われません。

基準はどこにあるのかという問題もありますが、一般的には、心配や恐怖が普通の人より過剰で、本人も「ちょっと俺、心配しすぎかな」と思っていることが多いのが神経症ということです。

精神病には薬が効く

統合失調症であれ、躁うつ病（おもにうつ病）であれ、精神病と呼ばれる病気になった場合、薬による治療が主になります。現在の精神医学では、これらの心の病は、脳内の神経伝達物質の異常によるものと考えられているので、薬によって補正することで、かなり改善が期待されますし、逆に薬を使わない治療は困難です。ただ、薬を多量に飲むと、ひどい副作用が出やすく、勝手にやめると急に病気が悪くなることは珍しくありません。

子どもがうつ状態で医者にかかっている場合、素人が勝手に判断して勝手に薬をやめたり増やしたりするのはよくありません。

神経症レベルの心の病では、精神安定剤が有効ですが、その病気でない人と神経症の薬は、明らかに違います。たとえば、統合失調症の人が使う幻覚止めの薬や、うつ病の人が使うような抗うつ剤、てんかんの人が使う抗てんかん薬は、精神病ではない人が飲むとものすごくだるくなったり、眠くなったりするものです。

ところが、神経症で使う精神安定剤や、安定剤をベースにした睡眠導入剤といわれる薬は、誰が飲んでもちょっと気分がよくなったりします。お酒などと似たところがあります。だから正常な人が飲んだら、多少眠くなりますが、気分はよくなるし、睡眠導入剤の場合は寝つきがよくなります。こう考えると、神経症というのは正常な状態と連続性があると言えるのかもしれません。

うつ病の診断基準「DSM」とは

抑うつ的になるという意味では、人間、誰でも落ち込むことがあります。たとえば子どもの場合、親が死亡したとか、試験で悪い成績を取ったときなどは、気分が落ち込んで、ご飯が食べられなくなったり、場合によっては死にたいと思うことさえあります。これは正常な子どもでもあり得ることです。

子どもがうつ病といっていい症状なのか、神経症レベルの了解可能な症状なのか、薬やカウンセリングが必要なのか、判断が難しいものです。そのため、判断の基準が重要になります。

かつては一人ひとりの精神科医の経験則に頼っていて、判断にかなりばらつきがあったことは先にも書きました。ところが、これではいけないのではないか、という考え方が主唱されてきました。これに応える形で、1952年、アメリカ精神医学会（Amerian Psychiatric Association）が公的な精神障害の診断基準を示しました。

精神科の病気というものを、誰が診断してもきちんと同じ答えになるようにしよう、ということになったのです。そうしないと、どの病気にどのくらいの患者がいるのか統計もとれないということもあります。

この精神に基づいて作られたのが「ＤＳＭ（Diagnostic and Statistical Manual of Mental Disorders　精神障害の診断と統計のマニュアル）」といわれるものです。とくに１９８０年に出された第３版（ＤＳＭ-Ⅲ）以降は、精神科の疾患に関しては、どの症状にいくつ当てはまるという症候学的、量的基準が採用され、診断がしやすくなりました。これによってどんな医者が診断しても、ほとんど診断が一致するようになりました。

ただし、症状が同じであれば同じ病気とみなされるので、「抑うつ神経症」も「うつ病」も、ＤＳＭだと両方ともうつ病に入ってしまうことになります。

うつ病にいろいろなタイプがあるという考え方ではなく、ＤＳＭの診断基準を満たしたらうつ病であるといわれるようになったわけです。そのため、当てはまる人もかなり多くなりました。

現在のうつ病の診断基準は、ＤＳＭ-Ⅲという形で出されたものがベースになっています。

その改訂版のＤＳＭ-Ⅲ-Ｒが１９８７年にアメリカで出されました。さらなる改訂版として、ＤＳＭ-Ⅳが１９９４年に出されました。さらに２０００年に、その解説の改訂版であるＤＳＭ-Ⅳ-ＴＲが出されました。これらの改訂版の中で、多くの精神障害はかなり大きく診断基準が変わっています。しかし、うつ病に関しては、あまり診断基準が変わっていません。

ついでに言うと、このＤＳＭはアメリカの診断基準ですが、日本だけでなく、多くの国で用いられています。その他の国際基準で代表的なものに、ＷＨＯ（世界保健機構）が出しているＩＣＤ-10があります。

最新版DSMの9つの診断基準

DSMの最新の改訂版であるDSM-Ⅳ-TRでは、9つの診断基準が示されています。以下に挙げる9つの症状のうち、5つ以上当てはまる状態が2週間以上続くと、うつ病と診断されます。また、これらの症状のうち少なくともひとつは、抑うつ気分（左記のひとつ目）か、興味または喜びの喪失（左記のふたつ目）です。

従って、親が死亡したあと、1週間くらいかなりうつ的な状態になっても、だんだんよくなってきて、4つしか当てはまらなくなった場合、うつ病とは言わないことになります。

ひとつ目の基準

本人自身の言明。たとえば「落ち込んでいるんです」「私はもう空虚なんです」

「悲しいんです」といった言葉を本人が言明する。もしくは他の人から見て「あの人、かなり落ち込んでいるな」とか、「泣かなくてもいいときまで泣いている」といった症状が示されるとき。一日中、または毎日のように抑うつ気分に陥っている状態です。

ふたつ目の基準

ほとんど毎日のように、または、その時間帯のすべての活動における興味、喜びが著しく減退状態になっている。いろいろなことに興味がもてなくなり、喜べなくなる。

3つ目の基準

われわれ専門家が重視することですが、著しい体重減少がある、食欲の減退があるという状態です。食べ物が喉《のど》を通らなくなり、外から見て明らかに痩せています。

ただし逆のケースもあります。過食型のうつ病です。うつ病になって何か口さびしいのか、食べていないと不安を感じるわけです。四六時中食べていて、逆に太ってしまう。とくにうつ病の人は動かないですから、口さびしくて過食に走る。するとすぐ太るわけです。

この体重減少と体重増加に関しても基準があります。目安としては、1カ月で体重の5パーセントの増減という基準です。たとえば60kgの人が3kg以上減ったり、3kg以上増えたりすることです。

4つ目の基準

毎日の不眠、または睡眠過多です。うつ病になると一般的には不眠になるのですが、逆に一日中眠くなるというタイプのうつ病もあります。

さて、伝統的な精神医学の世界では、うつ病型の不眠と神経症型の不眠を分けて考える傾向があります。

神経症型不眠は、寝つきが悪いのが特徴です。たとえば「会社の人間関係が嫌だな」とか、「起きられなかったらどうしよう」とか、そうしたことを考えて眠れなくなります。ただし、寝てしまいさえすれば、きちんと朝まで寝られます。

これに対して、うつ病型の不眠は、早朝覚醒といって、明け方の4時や5時に目が覚めてしまうことが多い点が特徴です。目が覚めたら寝られなくなる、あるいは熟眠障害といって、何度も目が覚めるような状態です。

ところが、現在のDSMのようなうつ病の診断基準では、こうした不眠のタイプは問わないことになっています。仮に神経症型の不眠であっても、うつ病の診断基準のひとつとなるのです。毎日の不眠、または睡眠過多があれば、うつ病の診断基準に入ります。

5つ目の基準

専門的には「焦燥」または「制止」といわれるものです。要するに、気持ちが荒れ、イライラする、あるいは逆に頭の働きが悪くなる状態です。うつ病の症状として、精神科医は非常に注目するものですが、素人から見ると、うつ病の症状と受けとられないことが多いのです。

まず焦燥感です。うつ病になると静かでおとなしくなるように思われがちなのですが、落ち着きのなさやイライラするだとか、カッとなって家族に罵声を浴びせるといった、そういう症状が出ます。

これはセロトニンという神経伝達物質が不足することによって起こると考えられています。セロトニンが不足すると、感情のコントロールが悪くなり、イライラが強くなるのです。このイライラ感のために、いてもたってもいられなくなる。ひどい場合は、これが苦しいために自殺することさえあるので要注意です。

制止というものは、要するに頭が働かなくなる症状です。すなわち、以前なら頭が回転してバリバリと仕事ができていたのに、できなくなる。「頑張れ」とうつ病の人に言ってはいけないといわれるのはこのためで、この症状があると、頑張りたくても頑張れないので、励ましが逆にストレスになるからです。

脳がうまく動いてくれないだけでなく、体が重くなったような感じがすることもあります。注意をしないといけないのは、自分が無能になったと感じて、会社に迷惑をかけていると思い、会社をやめてしまったりすることがあります。逆にリストラされてしまうと復職が困難なので、うつがよけいに治りにくくなってしまいます。子どものうつの場合は、このせいで頭が悪くなったと思うことが多いので要注意です。

6つ目の基準

毎日のように疲労を感じて、疲れやすくなることです。とにかく気力もなくなってしまう状態です。

7つ目の基準

ほとんど毎日、無価値感や過剰な罪悪感を感じる状態です。実際には、妄想的になることさえあるのですが、たとえば自分はすごく人に迷惑をかけているとか、自分が無価値であるとか、すべての悪が自分のせいだと考えるような状態です。もっといえば、震災で目の前にいる人が死んでしまったときに、自分が助けなかったせいだと考えたりします。激しく自分を責めるわけです。よくないことは何でも「自分のせいだ」と思いこみすぎる。違うと言われても、そうだと言い張るなど妄想的になることも珍しくありません。

8つ目の基準

思考力や集中力の減退です。決断困難という形で表れます。たとえば、食事は何を食べようかといったことさえ、決められないこともあります。自分に自信がなくなることもあります。思考力や集中力が落ちると、やはり自分の頭が悪くなったと思うようになります。高齢者のうつの場合は、記憶力も落ち、認知症と誤診されることもあります。子どものうつの場合は、やはり成績がひどく落ちる原因になります。

9つ目の基準

死を願望する思考にとらわれることです。死ぬのが怖いという感覚もあるのですが、一方で「自分は死んだほうがいいんじゃないか」だとか、「生きていてもしょうがない」と思う。最悪の場合は、実際に自殺未遂をしてしまう。あるいははっきりと自殺未遂の計画を立ててしまうケースが見られます。

大事なカウンセラーとの相談

いずれにしても、9つの診断基準のうち5つに、2週間以上当てはまれば、うつ病（正確には「うつ病エピソード」と呼ばれます）だと診断されます。

仮に、あなたの子どもが「最近、面白くない」「何にもやる気がしない」「なんか落ち込んじゃうんだよね」などと言ったり、ちょっとしたことで泣いてしまうことがあったり、ご飯を食べなくなったり、不眠になったりしたら注意信号です。

昔と違って、最近の子どもは、「生きていてもしょうがない」とか、「これからいいことなんてあるんだろうか」などと口にする場合があります。親にしてみれば、「子どもなのにどうしてそんなことを考えるのだろう」と不安になってしまうような言葉です。

また、子どもが「最近全然頭が働かなくなった」「急に勉強がまるっきり乗らなくなった」などと言うときは注意すべきです。

さらには、ときどき「死にたい」と言うことがあります。

子どもの死にたいという気分は、中高年のうつ病ほど持続することは多くないのですが、思春期の自殺は突発的なことが多く、だからこそ怖いのです。

昔は、思春期の子どもが太宰治を読み、自分の悩みを文学の世界に投影し、共有することがありました。そういう文学青年、文学少女の自殺も少なくありませんでした。

しかし近年、問題になっているのは、先の9つの診断基準のうち、5つ、6つ当てはまる子どもが、珍しくなくなってきていることです。統計をとると、約20パーセントになることさえあります。子どものうつ病は、大人のうつ病のように、うつ病の薬を飲ませてもまったく効かないことさえあります。むしろカウンセリングで話を聞いてあげたほうが、少しよくなるケースもあります。

思春期の子どものうつ病に対して精神科の薬が大人のように効いてくれないのは、おそらくは神経伝達物質とは関係なく、これらの症状が起こっているからなのでしょうが、毎日が空虚だとかやる気がしないとか、死んだほうがましだと考えることは、何とかしなければならない症状です。

ところが、日本の精神科医たちは、あまりカウンセリングのトレーニングを受けていないので、前出の９つのチェック項目を事務的に聞いていくわけです。

医者「最近、気分って落ち込んでいるの？」
子ども「うん」
医者「そうか。で、最近、面白くないの？」
子ども「うん、全然面白くない。前はゲームをやっていたら面白かったけど」
医者「ゲームをやっていても面白くないの？」

子ども「ゲームをやっていてもバカバカしくなってきちゃってさ」
医者「ふうん。で、ご飯もおいしくないの？」
子ども「うん。なんかおいしくないし、食べたくないんだ」
医者「ふうん。で、夜は眠れるの？」
子ども「あんまり眠れないな」
医者「ふうん。で、頭は前ほど働かない？」
子ども「うん、働かない」

このような対話を繰り返すなかで、医者はまず診断をして治療方針を決めるわけですし、これそのものは悪いことではありません。ただその後については、カウンセリングのトレーニングを受けているかどうかで対応は違ってくるでしょう。

カウンセリングを行う場合は、基本的には、悲観的すぎるものの見方を変えていくとか、ストレスを楽にしてあげることが重要なのでしょうが、子どものうつ病やうつ状態のカウンセリングは、まだまだ確立したものとは言えません。だからトレーニングを受けているかどうかより、子どもの心の状態が少しでもよくなったら、というスタンスで、じっくり向き合っていくのが現実的なところでしょう。

受験期の子どもには配慮がいる

子どもが「試験のことが不安で眠れません」という場合を考えてみましょう。

たとえば、私が「和田先生が朝型がいいというから早寝早起きをしようと思っているんだけど、寝られないんです。どうやったら眠れるでしょうか?」という質問を受けたとします。そうした場合、すぐに「あなたは、うつ病の可能性があるから、薬を飲みなさい」と言うわけではありません。

もちろん、そういう子どもの中には、本当にうつ病の子もいるかもしれませんが、子どものうつは薬が効かないことが多い上に、大人のうつと違って心因的な理由でなる可能性が高いので、それに対応するのが、最初の一手です。できるだけ、本人に希望をもたせるように話をもっていくようにするのです。たとえば、「眠れないいんだったら、こんなふうにしたら眠れるよ」と方法を示して、ヒントを与えることが大事です。

「ちょっと部屋を暖かくしてごらん」とか、「自分が普段勉強していると眠くなる科目の勉強をそういうときにすればいいよ。もしそれでも眠れないなら、その科目が進んでラッキーだし、眠れるなら眠れるで、それでいいんだから」といったようにです。

とくに、今の子どもたちは、「将来、日本はダメになっていくんじゃないか」「大人になっても就職できないんじゃないか」「バカは勉強してもどうせバカだろう」などと思っていて、あきらめが蔓延《まんえん》しています。子どものほうが親より先にあきらめてしまう。親も親で、「まあ、いいや」と思ってしまう。これではいけないのです。

親としては、そうした悲観的な子どもの、ものの考え方や価値観や見方を、少しずつ変えていってあげないといけません。たとえば「あなたは決して頭が悪いわけではない」と強くメッセージを発するべきです。実際、少子化で、競争倍率が下がっていることもあって、難関校以外は、ずいぶん入りやすくなりました。ちょっと勉強すれば、期待した以上の学校に入れる可能性は小さくないのです。

大人のうつ病の場合、それまで「俺ほど仕事ができる人間はいない」とか、「俺ほど賢い人間はいない」などと、自信をもっていた状態から、ある日突然、バタッと元気がなくなるというケースが見られます。

子どもの場合も、その傾向が顕著に表れることがあります。たとえば、元気なはずの子どもが気分が乗らないといって、ある日を境に、全然勉強しなくなる。子どもの気まぐれだと放っておくのではなく、うつ病の可能性も考えないといけないということです。

そのとき大事な注意点は、医者に行くのもいいのですが、いきなり「精神科に行こう」と言わないほうがいいということです。子どもも、自分が心の病気と思いたくないし、精神科を嫌がるかもしれません。その前に、スクールカウンセラーのようなプロに相談するなどしてみて、うつの可能性を探ったり、ちょっとしたアドバイスで改善できないかを探っていくことからスタートすることが無難でしょう。

プロをうまく利用できないときのための対応のヒントも、次章からとり上げていきます。子どものうつ病への対応は、簡単ではありません。これについては後述しますが、少なくとも先ほど述べたように9つの診断基準のうち、5つに当てはまったとしても、うつ病と診断できる状態であっても、大人のように薬を飲ませても、まったく効かないことさえあり得るのです。

個人差があるのだと考えて、いろいろなやり方で対応しながら、いつかはきっとよくなってくれると信じるのが基本的な対応の仕方と言えるでしょう。

もちろん、本章で紹介してきた話は、本物のうつ病についての解説です。

完全に診断基準を満たしていないけれど、ちょっとうつっぽいというレベルの子どものほうが、はるかにたくさんいることでしょう。また、前述のように診断基準を満たしていても薬が効かない子どもが少なくないのも事実です。

診断基準をたくさん満たしているほど、本物のうつの可能性は高いし、精神科医や、少なくともスクールカウンセラーを受診する必要性は高まります。けれども、軽いうつであっても、受験勉強や学校生活に差し支えるのも事実でしょう。

また、症状や原因が多様なのも子どものうつの特色と言えます。

だから、医者に診てもらうのが難しい場合でも、あれこれとアプローチすることには価値があるのです。

次章からは、うつっぽい子どもに親や周囲ができることを、多面的に提言していきたいと思います。

第2章

落ち込んだ子どもの心を復活させるには

思春期の悩みは想像以上にデリケート

思春期の子どもをめぐる「うつ状態」は、うつ病とは違う原因で生じている可能性があります。

哲学的な悩みとでもいうのでしょうか。われわれが若い時代には、たとえば、太宰治の小説を読んだり、内省的な面を分析した哲学書を読んだ人がかなりいました。そして、ある程度ですが、生きることの価値や、これからどう生きていくかなどを考えたものです。大人の世界は汚いから、それに入りたくないとか、そういう価値観をもつ子も多かったのです。

しかし、今の子どもたちは、昔と比べて、文学や哲学書をそれほど読んでいるとは思えません。ただ、そういう深い悩みをもつわけではないのに、「これから生きていたっていいことはなさそうだ」と将来の人生に対して否定的、悲観的に感じている子どもの割合が多いように思われます。「世の中がつまらない」「格差社会の中では、このまま負け組になるだろう」などと最初から感じているようです。

生きていることに対する無価値感とか、あるいはいろいろなものごとに興味をもてないのでしょう。もちろん文学書を読む気にはならない。こうなった背景に現実社会の厳しさという問題はあるのですが、今できることから手をつけていかないと状態がさらに悪くなります。そうしないと生きることへの無価値感から、なかなか脱却できないのです。

子どもは、意外に臆病なものですから、仮に「死にたい」と言ったとしても、大人に比べれば現実に自殺する確率は30分の1～50分の1とされています。しかし、それはゼロではないのですから、実際に死なれたときの周囲のダメージは非常に大きいものです。ですから、親としては、気に病む前に、打つ手を考えてほしいのです。「勝手なこと言うんじゃないの！」などと簡単に言うと、子どもが意固地になることもあるし、突発事件（自殺未遂）を誘発することになりかねないので、禁句です。どんな「手」があるかは、これから具体的に述べていきます。

私も子どもの頃は「つまらない日々」を送っていた

実は私自身、子どもの頃、何にも興味をもてず、つまらないと感じていたときがありました。はっきり言えば、心が落ち込んでいた時期でした。

私は中高一貫校の灘中学に入ったのですが、入って1年目くらいから、非常に成績が下がったのです。そんなとき、作家の遠藤周作氏が学校の講演会にきました。それがきっかけになって、私も小説家になりたいと望むようになりました。しかし、実際に小説を書いてみたら、中学2年という年齢もあったせいか、全然書けません。そんなこともあって、何をやっていても展望が感じられず、つまらない日々を送っていました。

こうした時期が3年ほど続きました。そのとき自分を支えてくれたのが、当時のラジオの深夜放送でした。その頃、どういうような暮らしをしていたかといえば、夕方の4時か5時には帰宅していました。外の世界が面白くないですから、帰りがけに遊ぶとか、寄り道することもありません。帰るとすぐに何時間か昼寝をしました。起きてからご飯を食べてお風呂に入ると、だいたい午後10時。それくらいの時間から、当時は深夜放送が始まりました。午後10時から12時まで大阪ローカルの深夜放送、深夜1時からは東京の番組を聴きました。そして明け方4時か5時に寝るという生活です。

夜のほうの睡眠時間は、3~4時間。それから朝8時前後に起きて学校に行くといった具合でした。

そんな生活なので、体調はあまりよくありません。当然、勉強もしない。成績は、少しも上がらない状態でした。表面上は、勉強時間だけは6時間も7時間もしていることになっていたのですが、ほとんどはラジオを聴いているわけです。成績も最悪でした。実感としてつまらない。自分を支えていたのは、ラジオを聴くことでした。周囲に何の興味ももつことができず、将来への希望も抱けず、無気力な自分をどうすることもできない状態でした。

希望を抱いたきっかけはある映画だった

そうした日々のなかで、私がわずかに生きることに希望をもったのは、まったく思いもよらないことがきっかけでした。

深夜放送を聴きながら、当時発行されていた比較的アンダーグラウンドの雑誌を少しずつ読み始めていました。その中で好きだったのが、大阪ローカルの情報誌の『プレイガイドジャーナル』という雑誌で（「ぴあ」の大阪版と言っていいでしょうか）、今でも記憶しています。

当時、のちに『がんばれ!! タブチくん!!』で有名になる漫画家のいしいひさいちさんが連載していましたし、中島らもさんもエッセイや漫画を書いていた、かなりマニアックな雑誌です。有名になる前の井筒和幸監督もエッセイを書いていました。そういう一風変わった雑誌でしたが、その『プレイガイドジャーナル』という雑誌を通して映画の世界に少し興味をもつようになったのです。高校

2年の5月か6月くらいに、学校をサボって原田芳雄さんと桃井かおりさんが出演し、藤田敏八監督がメガホンをとった『赤い鳥逃げた？』という映画を見ました。

私は、この映画を見て本当に映画監督になりたいと思いました。小説は、自分の文章力に自信がなかったのですが、映画なら、自己表現ができると感じられたのです。

ただし、当時、映画は斜陽産業です。映画監督になどとてもなれない状況は、すぐに分かりました。映画会社も、最後まで助監督を採用していた日活まで、それを打ち切ることが決まりました。一方で、当時はＡＴＧ（日本アート・シアター・ギルド）という自主映画配給会社がありました。そこで自主映画を撮ることを考えたわけです。それなら自分で金を稼がなければならないということで、医学部受験を志しました。映画の世界で活躍したいという将来への希望が生まれたことが、猛勉強のきっかけになったというのが実情でした。

世間のイメージとしては、映画を撮りたいから、または金を稼ぎたいから医者になるという考え方は、極めて不純なものでしょう。今でも同じようなものだと思います。そのような考えは、けしからんと言う人もいます。

ただ、医師というのは、実際になってみると、考え方を変えてくれる世界でもあります。私は、救命救急センターに1年半いました。命にかかわる仕事をすることで、あるいは、患者さんやその家族から感謝されることで、もっと医者として頑張りたい、勉強したいという気持ちになっていきました。

あるいは精神科で人の悩みを聞いていたことや、自分自身がアメリカで精神分析を受けて患者体験をしたこと、そして素晴らしい師に出会ったことなどで、変わってきたわけです。

ですから、いわゆる不純な動機で、勉強やスポーツなどを始めることがいけないのかといえば、わたしは必ずしもそうは考えていません。

落ち込んでいる子どもの心を刺激し復活させる道は、いろいろあると考えています。

喩《たと》えとして不適切な表現を許していただきたいのですが、「東大に入ったら金持ちになれるぞ」あるいは「芸能界でデビューしたいんだったら、東大生になったほうがよっぽど目立てるよ」とか、そういうことが道徳的にあまり望ましい理由でなかったとしても、それで将来への希望が生まれるのなら、一念発起して猛勉強していく。それで落ち込んだ心に希望の火をともして人生の価値の発見に至る。そして救われることになるのではないかと私は信じています。

実際にその子が、その後、どういう人生を送るか分かりませんが、そこからまた人生のスタートが始まるのではと思います。

動機が不純でも子どもの興味を否定しない

中学校や高校で人生が面白くないと思っている子どもは、たとえば「慶應に入ったら女の子にもてるぞ」などと言われても、「そんなの金持ちのボンボンだけでしょ」と思ってしまう。そして「俺なんか慶應に入ったって関係ないよね」と思ってしまうのです。また「東大に入ったら金持ちになれるぞ」と言われたとしても、「東大？　どんだけ勉強しなきゃいけないいんだよ」などと、そうした言葉にまったく触手が動かない。

そんな気落ちしている状態で、なんらの目的がないまま、現時点での偏差値で入れそうな大学に入る。するとさらにその学校が面白くなくなってしまうという悪循環に陥ってしまうのです。

そんな状態でいるよりは、不純な動機であれ、一過性であれ、勉強する気になることは、悪いことではないと思います。というより、前述のように不純な動機にも乗れない子どもと比べて、そういうものがもてるだけはるかに希望があるのです。

不純な動機について、マスコミや評論家、周囲の人間は言いたいことを言うものです。私の場合も、映画の世界を志し、これを実現するために医学部を志望した上に、医学生時代は学校をサボってあまり大学に行っていない最悪の学生でした。映画の資金作りのアルバイトにあけくれ、試験前になるとクラスのコンパに出て、クラスメイトにノートを借りにいったりするわけです。そのたびに嫌みを言われたものでした。「おまえみたいに映画を撮りたいなんていうやつが医学部に入るから、本当に人の命を助けたいと思っている人間が医者になれないんだぞ」「おまえはそれ、どう考えているんだ?」などと言われる。

では、医者になる動機が真面目だった者がはたしてちゃんとした医者になっているかといえば、そうとは言い切れないところがあります。大学の医局に入り、臨床より研究のほうが立派だという価値観の医学の世界に身をおくと、「人間の体を診るよりも動物実験をしているほうがいい」という研究者になったりします。そして、ほとんど臨床をせず、あるいは臨床を行うときには身を入れずに患者を診て、あとは実験室にこもっているということも珍しくありません。それなら今の私のほうがはるかに臨床をしっかりやっていると言える気もします。

動機が純粋だったらいい医者になって、動機が不純だったら悪い医者になるというのはある種の偏見だと私は考えています。アメリカでは、むしろ金を稼ぎたいから手術の腕を磨くというのは当たり前だとみなされています。手術がうまい人ほど、手術代が高いからでしょう。だからといって、動機が不純とはみなされません。医療の腕が良くなったら金がたくさん得られるのは当たり前という価値観があるのです。そして、アメリカ人のほうが手先の器用な日本人より、多くの分野で手術がうまいという現実があります。

親の立場からすると、動機が不純であろうがなかろうが、子どもにやる気になってもらわなければ困るわけです。

たとえば、私が高校2年のときに映画を撮りたいと思わなかったら、ビリのほうの成績で東大のどこかの学部に入れたかもしれないし、不合格になったかもしれません。そして、意に沿わない勉強を無理やりする生活を送っていたかもしれない。

逆に、大学在学中になんらかのきっかけでやる気になったのかもしれません。その辺はどう展開するかまったく分からないことです。成り行きがどうなるか予測がつきませんが、少なくとも、私が現役で大学に受かり、医学部時代もあれだけ学校に行かなかったのに、ちゃんと6年で卒業できたというのは、映画監督志望という希望があったからです。そのために早く社会に出て、早く稼がないといけないと思っていたからです。

そういうことを知らない人の間では、大きな誤解があるように思います。たとえば「和田さんは、さぞ勉強ができて勉強がお好きだったんでしょう」などと言われる。

私の場合、それはまったく当てはまらなかった。中学受験の算数で多少、面白い問題があって、できたらうれしかったという経験があったことをのぞけば、ほとんど勉強というものを面白いと思ったことがないのです。

私が勉強を面白いと感じるようになったのは、ずっと後でした。たぶん31歳のときにアメリカに留学して、精神分析という学問を非常に分かりやすく教わるようになってからです。「あ、こういうことだったのか」と目が覚めるように感じました。たとえば、フロイトなら「フロイトは、こういうふうに理論を変えていったんだ」「そうか、現代の精神分析では、こういう理論背景で患者さんを治していっているんだ」といったことがだんだん理解できるようになり、精神分析がどんな学問か少し分かるようになってから面白くなったのです。

子どもを勉強に向かわせたいのなら、知識やテクニックの前に子どもの心を理解することが重要課題です。それは親や教師の大きな役割です。

親は子どもの心にアンテナを張れ

子どもが意欲をなくしたり、厭世《えんせい》的になったりした際、親としてどのような工夫をしなければならないでしょうか。

まずひとつは、子どもにあった楽しみを見つけてやるということです。このような状況に陥っている子どもにとってはいろいろと面白くないことがいっぱいあるのですが、そう簡単に興味をもてることが見つかるとは限らないものです。

たとえば、アイドル歌手や韓流のコンサートでも期待できないかもしれません。なぜなら多くの場合、無価値感を感じている子どもには、それに飛びつく価値が感じられないからです。隣の子がＡＫＢ48や嵐などの人気者に騒いでいるときに、「何がいいんだろう」と感じることも少なくありません。そういう場合は、少なくとも同じ音楽でもＡＫＢがダメなら、他にもジャンルがあることを知らせてやらないといけません。

昔は、ラジオを聴く子どもが比較的多かった。テレビ局の出演者選びも、今ほど、一極集中的ではありませんでした。ラジオやテレビ番組は、子どものニーズに応えて番組に多様さをもたせていました。昔は、アイドルやタレントの人気がなるべく偏らないように、ライバルを常に作る工夫をしていました。

今はテレビのプロデューサーもディレクターも勝ち馬に乗ることが多いので、タレント人気が単一化しがちです。すると、クラスが面白くないと感じる子どもにとって、クラスが騒いでいるアイドルでは興味を感じられないのです。

しかし、子どもの好みにアンテナを張っていれば、別の手が見つかるかもしれません。先日、私が仕事で知り合った若い女の子に話を聞いてみると、浜田省吾のファンだと言います。「浜田省吾なんて、聴いたことないんじゃないの？」と聞いたら、「いや、親に連れられて」と言うのです。

浜田省吾のファンの子のように、長渕剛や矢沢永吉、桑田佳祐、ユーミンなど、親が自分の好きなミュージシャンのコンサートに連れていくことで、子どもの心をつかむ例もあります。そうなれば、何もかも面白くない状態から脱することはできます。みんなの好きなアイドルでは乗れないけれど、私には私の音楽があると思えるのですから。現在、親子の間でそういう経験が少ないことが問題でもあるわけです。

コンサートに連れていかなくても、たとえば、「ＡＫＢなどに興味をもたないほうがむしろ正常なんだ」ということを教えてやってもいいのです。そして他の曲を借りてきて聴いて、「どうだ、面白いか？」とたずねることも可能でしょう。

子どもの興味は多様です。音楽ひとつにも当てはまります。夢のない子どもとか、興味や楽しみがない子どもに、野球やサッカーの面白さを教える。普通のゲームに乗れないのなら別の手を考えるのです。

私の子どもの例を述べましょう。学校でゲーム研究会に入っていたのですが、日頃からゲームボーイをしている子どもが、さらにゲームにのめりこむのかと考えました。ただ、その研究会は学校公認です。学校公認のゲーム研究会とは何だろうと思っていたのです。そうしたら何のことはない、いわゆるボードゲームのサークルなのです。いわば昔ながらのボードゲームをみんなで楽しもうというわけです。

しかし、ボードゲームなら仲間の参加意識もあるし、ハラハラ感もあるでしょう。これにはゲームボーイやプレイステーション的なゲームとは違った、ローテクならではの楽しさやコミュニケーションがあるのです。

だから子どもが面白くなさそうにしているとか、楽しみがないといったときには、何か手を考える。もちろん、勉強そのものが面白くなってくれるといちばんいいわけですが、なかなかそうはいきません。そこで勉強以外で何でもいいから楽しみを見つけられるように手助けをしてあげることが重要です。

子どもの心は意外に単純なことが多い

子どもを落ち込みから復活させるには、まず子どもが面白いと実感できることに周囲の大人が問題意識を向けることです。

学校が楽しい、面白いと実感する子どもは、正直言って少ないと思います。しかし中学生以上になれば、学校が面白くなくても、医者になりたい、将来、金儲《もう》けをしたいなどと思って勉強をすることはあるでしょう。それともうひとつは、勉強は、点が取れるようになると気持ちが乗ってくるといえます。勉強そのものは面白くないのですが、点を取る快感で面白くなってきます。ゲームで勝つ快感と同じです。

しかし、ゲームであれば何でも面白いというわけではありません。たとえば双六《すごろく》では数字の6が出たら、6先に進むだけ、それだけでは、ゲームとしての妙味が薄い。競って勝ったり負けたりするから面白いのです。

ゲームに限らず、勉強でもスポーツでも音楽でも何でもそうです。子どもはそうした単純な理由で面白さを感じます。しかし、親や大人が面白くても子どもが面白くないと言った場合、「うちの子はちょっとおかしいんじゃないか」などと思う必要はまったくありません。この意味では、まず何でもいいから、勉強以外のことでも子どもが面白いと感じることを見つけてあげる。それを教えてあげるだけで、子どもに親の気持ちが伝わるものです。

繰り返しますが、少しばかり子どもの気分が落ち込んで、学校の体育の授業も面白くない、音楽を聴いていても面白くない、テレビを見ていてもつまんない、と言っていても、すぐに「うちの子、おかしい」と思う必要はありません。

たとえば、テレビのバラエティ番組でも、大人が見て面白い番組なんてほとんどないと思います。むしろ、面白くないほうが正常と言っていいかもしれません。番組のひな壇に並んだ芸人がくだらないことを言うのを聞いて、笑っていられる子はいいかもしれませんが、それに乗れなくても、学校では乗っているふりをしないといけないのです。しかし、子どもにある程度以上知性があったら、むしろ笑っていられないほうが正常と言ってもいい。だから、家で、実は面白くないという本音が言えたり、親がそれに同意してあげるというのも、大事なことです。

面白いと思うことは子どもによって違う

子どもにとって面白い体験と一口に言っても、それは子どもの好みや性格や年齢で違います。当たり前ですが、見つけるのはなかなか難しいものです。しかし、いくつか分かりやすい方法はあります。

ひとつは、旅行やコンサート、食事に連れていく際、それまで子どもが体験したことがない未知の世界に入り込ませるということでしょう。

たとえば、同じコンサートにしても、有名な外国人歌手が来日するときに行ったり、子どもには縁遠いクラシック演奏家の演奏を聴かせるといったこともあるでしょう。いろいろ試してみないと、何を面白いと感じるのか分かりません。

注目したいものにアウトドア体験があります。初めてハイキングに行ったり、バーベキューをしたり、テントを張って野宿するといった経験です。もし子どもが面白がらなくても、「この子はこういうものでは喜ばない」と分かるだけでも収穫と考えましょう。子どもが、つまらないものはつまらない、面白いものは面白いと言えることが大事なのです。とにかくいろいろなことにチャレンジしないと、興味の扉は開きません。

実際、私自身、上の子どもが小さい頃、アメリカにいて、いろいろなところに旅行に連れていきました。グランドキャニオンにも行ったし、ナイアガラの滝にも行ったし、ニューオリンズにも行きました。アメリカ中の観光地という観光地に行き、挙げ句の果てには、ちょうど、友達がパリの放送局の特派員をやっていたということもあったので、フランスまで行きました。当時、パリにディズニーランドができたので、そこにも連れていきましたが、そういうことを上の子どもは、ほとんど覚えていません。こちらが楽しいはずと思うことを勧めていくより、いろいろな体験を通じて当たりを探すという姿勢が大切だと実感したわけです。

逆上がりなどスポーツ系の達成感を忘れない

学校の体育の授業で鉄棒をすると、逆上がりをさせられます。あるスポーツクラブの先生に聞くと、鉄棒の逆上がりはコツを教えてやれば、できない子はいないと言います。

逆上がりでも跳び箱でも、できないのは単にコツを知らないだけだからとも考えられるのです。要するに、きちんと方法を教えれば、誰でもできるようになるということです。

ところが体育の先生の中には、できないと叱ってばかりいる人もかなりいます。あるいは「もっと根性出して練習しろ」としか言わない。これでは子どもが怖がり、体育嫌いを生むだけでしょう。

実際、子どもたちの感想を聞いても、逆上がりのできなかった子が、できるようになったときは、大きな達成感を体験しているようです。たかが逆上がりと甘く見てはいけません。仮にクラスの中で自分だけ逆上がりや跳び箱ができないときは、気分的に大きく落ち込んでいます。それができたのだから、親に報告しなくても、心の中では喜びを感じています。もし子どもが「ぼく、逆上がりができたよ」と報告したら、「それはすごい」と褒《ほ》めてあげましょう。決して「逆上がりができただけじゃないの」などと軽くあしらってはいけません。それをきっかけに子どもが元気になるかもしれないからです。

私も実は、ずっとスポーツのできない子どもでした。小学校3年くらいのときに、やっと自転車に乗れるようになったのです。もちろんそれまでも補助輪付きの自転車には乗っていたのですが、初めて手を離しても転ばないでこげるという経験をして、すごい快さを感じて、元気になったのはよく覚えています。自転車というのも、不思議なもので、1回こげるようになると、必ずこげるようになる。

コツが身について、乗れなかったのが不思議に感じられたものです。達成感というと月並みですが、「やったー!」という心の底からの実感がわきあがってきました。

鉄棒でも自転車でも水泳でも何でもいいのですが、人間は、あるものができるようになると嬉しくなるし、それを実行することで面倒でなくなるのです。子ども時代は、とくにその傾向が強い。そういう意味で、スポーツの成功体験は大事なものです。

落ち込んだ子の心を復活させる5つの知恵

①ライバルを恐れない

まず注目してほしいことはライバルの存在です。

昔、兄弟が多かったときは、お兄ちゃんが弟に自転車の乗り方を教えたり、逆上がりの仕方を教えたものです。周りには、ケンカしても勝てない強い子もいました。あるいは、やる気満々の子など、そういう子がよい刺激になりました。

要するに、子どもにはライバルの存在が重要なのです。

たとえば田舎に育って、非常に勉強ができる子どもがいるとしましょう。しかし、ライバルがいないと天狗になり、油断してしまう。努力に無欲になり、結局、最終的に都会の子に勝てないで、一流大学には行かれないということになりがちです。

そういう子が、できるようになるきっかけのひとつにライバルの存在がありま す。追い抜かれる焦り、人と比べられる緊張感が、無欲で無気力な気持ちを刺激するからかもしれません。

田舎の子どもでも、地元の名門の高校に入ってライバルが見つかると急にやる気を出す子は珍しくありません。

あるいは、心が落ち込んで引きこもっている子どもで、クラスでもビリのほうにいた子が、どこかの塾に入ったとたんにできるようになったとか、いい家庭教師をつけたらできるようになった、また、スポーツの強い学校に行ったら、とたんに自分の才能に目覚めたという話は、意外に多いのです。理由は単純で、周囲の刺激や良いライバルとの出会いがあったからです。誰にでもそうした可能性はあります。

逆の例もあるでしょう。自分よりできないだろうと思っていた友達が自分の先を越してできるようになったとき、非常に落ち込み、うつ状態になる。ライバルの存在が逆効果になったわけです。これについてはきちんとした観察が大切です。ライバルの存在のせいで落ち込んでいるような場合、その子を抜き返せるように導いたり、何か他に勝っている点を探してあげるなどの工夫が必要です。

私はよく世間が言うような、子どもは人と比べてはいけないとはまったく思っていません。落ち込むリスクは、ままありますが、勝ったり負けたりする体験を子どもにさせる。時間や手間がかかっても、それを念頭においてほしいものです。

良い教師との出会いも大切です。いわゆる、いいコーチやいい先生は、どの世界にもいます。真剣に探してみれば、それも子どものやる気につながるのです。

②勉強以外の興味を阻害しない

もうひとつ、親が注意しておきたい大事なことがあります。それは、子どもがオタク状態でも、それを嘆かないことです。

たとえば、アニメであれ、鉄道の駅名であれ、何であっても本人が好きで得意とする分野を語らせたら誰にも負けないところがあれば、それを素直に認めることが大切です。子ども自身が楽しそうに生きていれば、これ以上好ましいことはありません。仮に、子どもが普段バカにされていても、聞く人が聞いてくれるときは、目が輝いていて、みんなが一目置く存在になります。

そういうとき、親としては、そんなことよりしっかり勉強してほしいというのが本音かもしれません。鉄道駅を覚える努力を勉強に充ててくれたら、うちの子はよっぽど賢くなれるのにと思うこともあるでしょう。

ここで重要なポイントは、親の気持ちではなく、子ども自身が生きることが楽しいと感じ、積極的な動機が出てくることが先決だということです。まずそこからスタートして、その後に他のことでも勝ちたいと思うように子どもが変われば、負け組にならないで済む可能性が出てくるわけです。

子どもに勉強をさせるというプレッシャーは、ひとまず棚上げにしてもいいのではないでしょうか。子どもの得意分野を認めて、少しでも自信をもたせることが大切だと思います。

③子どもの長所を探して励ます

子どもの長所を探して伸ばすということは、とても大切なことです。いわゆる取り柄を探す。本当にできることを探してやるのです。

子どもが自分でも気がついていないところが、長所であることも多いものです。学校に行って、勉強やスポーツができないとしても、気にすることはありません。親としては勉強やスポーツができれば、それが取り柄と思っているかもしれません。しかしそれにこだわらなくてもいいのではないでしょうか。

取り柄ということなら、人としゃべるのがうまい、何かについての知識が豊富、料理がうまいということでもいいでしょう。そこに「私は自信がある」と子どもが感じていればすばらしいことです。

有名なシェフなどが、子どもの頃から料理が好きだったと言っている話をよく耳にします。子どもは、自分の料理を大人に食べさせたときに「おいしい」と言ってもらえると、それが自信になるし、自分の隠された才能を発見するきっかけになって何かを始めるかもしれません。

大切なことは、親が子どもの長所を分かってあげるということです。ですから、たとえば幼児教室の先生に「この子は、いつでも工夫するところが面白いのよ」「人が考えないようなことを考えるのよ」などと言われて、「そういう長所があったのか」と気がつければ収穫です。普段見ていて、なかなか気づかないのなら、子どもの長所を他人から教えてもらうことでもいいでしょう。

最初にいろいろな面白いことを経験させる。そこで、面白みを感じさせる工夫をして、興味を与える。次に、子どもの長所を探して、それを応援して伸ばしてあげる。そういうことは、学校などであまりやってくれないことが多いものです。しかし、親がサポートすれば、子どもの心に火がつくのです。

④無条件で愛する姿勢を見せる

これもかなり大事なことで、親が自己チェックをしておくべきことですが、子どもが親から無条件で愛されているという感覚をもてているかどうか、ということです。逆に言うと、条件付きで愛されていると子どもが感じていないかどうか、ということになります。

たとえば、勉強ができるときだけ褒められる、いい子にしているときだけ優しくされる、お行儀よくしているときだけ声をかけられる、といった経験をすると、子どもは、親は自分が好きなのではなくて、勉強のできる自分や行儀のいい自分が好きなんだと思ってしまう危険があるのです。これは往々にしてあることです。親としては「そんなことはしていない」とか、「そんなのはテレビドラマの世界だ」と思われるかもしれませんが、そうとは言いきれないのです。

ここに男の子の兄弟がいたとします。お兄さんのほうは顔もかわいく、利発で、はきはきしていて、親から見てもとってもかわいい。弟のほうは、ぐずぐずしていて、顔もあまりかわいくない、態度もあまりよくないとしましょう。ダメな子ほどかわいいという親もいますが、通常は、上の子に目をかけるケースが多いでしょう。下の子に対して「なんでこんな子が生まれたんでしょう」などと嘆いていることさえあるかもしれません。

ところが、やがて学校に行くようになると、上の子は遊ぶのも好きで、クラスでは人気者かもしれないのですが、勉強ができない。弟は、クラスで人気があまりないが、塾に行かせだしたら、勉強だけはかなりできるようになった。さらに、難関といわれる開成中学校に受かったとしましょう。

一方で、兄は、あまりパッとしない中学に行った。開成に受かった弟に対して、近所の人たちも急に「へえ～、◎◎ちゃん開成受かったんだって？　すごいわねえ」とか、「うらやましいわ。将来東大行ってお医者さんか弁護士ね」と褒めそやす。そして「どうやったら◎◎ちゃんみたいに勉強できるようになるの？」なわってはかわいがっていた上の子に代わって、あまりかわいくなかった弟をかわいがり始めることになるかもしれません。こうしたケースはあり得る話でしょう。

しかし弟の気持ちとしては、「ママは本当はお兄ちゃんのほうが好きなのに、僕が開成に受かったから好きだって言っている。つまり僕は勉強ができるから好きなんであって、無条件で愛されているわけではない」と受け取る可能性があるのです。

そうなると、性格の悪い秀才が生まれかねません。よく、小さな頃からちやほやされていると性格が悪くなると言われますが、精神分析で言うところの、自己愛の理論では、人は褒められてちやほやされることで性格は十全になっていくとされています。しかしながら、普段愛されていないのに、成績が良くなった途端にちやほやされるほうが、性格が歪んだものになりがちと考えられます。そうした子は、勉強ができることをことさら自慢するようになる可能性があります。そして勉強ができない人をバカにする危険もあるのです。

ところが、勉強ができるできないにかかわらず、親から一貫して愛されている子どもであれば、そんなことをする必要はないわけです。

親としては、普段から子どもに対して愛情が足りているかどうか、チェックが必要です。子どもにすれば、親と一緒に散歩に行くだけでも幸せだと感じるものです。また、幼児ならときどき抱っこする、本の読み聞かせをしてあげるのもいいですね。普段から子どもに愛している行為を示さないと、子どもが親に対して誤った気持ちを抱くかもしれないのです。

⑤人生の展望を示してやる

子どもが理解できる形で、人生の展望を伝えることも大事です。大人がそういうものをきちんと示してあげない上に、マスコミが悲観的な将来の話をメディアで流し続けています。日本は落ち込んでいくばかりだといった批評ばかり聞かせていると、それに影響されて、「頑張ったところで大したことはない」と子ども心に思いこんでしまうのです。

私が子どもの頃は、たとえば大阪万博に行き、「将来こんなすごいものができるんだ」などと希望を感じたものです。もちろん最近でも、宇宙飛行士の話もありますが、かつてほどのインパクトがありません。携帯電話やパソコンの発達も、頭打ちのような印象で、もっとすごいものがないと驚かないのです。

悲観的な傾向が強い現在ですが、気がついていないだけでチャンスがあると私は思います。今は起業で成功すれば、昔と比べものにならないくらい短期間でお金持ちになれる。松下幸之助が一生かかって作った財産よりも、ミクシィを上場させた笠原健治氏のもつ株の時価総額のほうが多いそうです。そういうことを考えると、こんなに30代のお金持ちがいる時代は、日本の歴史上ないわけです。

考えようによっては、現代は、非常にチャンスに恵まれた時代ですが、肝心の子どもがそのチャンスを見ていない。やはり大人が真剣になって、「これからの時代は、いろんないいことがありそうだ」とか、たとえば「がんの特効薬を作ればノーベル賞をとれるというけれど、パパが子どもの頃からそんな話があったのに、まだ作った人がいないんだよ」などという話を子どもに聞かせてみる。そうすれば子どもが「ひょっとしたら僕だって」と思ってくれるかもしれません。

一般的には、先行きが暗いことが多いのですが、「これからインドや中国の人口が増えてきたら、日本が中流向けの高級な家電や自動車を輸出して、また発展するかもしれない」といった話も含めて、多少なりでも子どもに世の中を明るく見せることも大切です。問題は、親自身に日本の将来が明るく見えていないということでしょう。

そういう意味では、親も勉強が必要です。たとえば、昨今注目されているドラッカーの本を読むのもいいでしょう。マネジメントの本としてだけではなく、近い将来、本格的な知識社会になったら、どういう世の中になって、どういうタイプの人間が成功者になるのか、考えてみる。ドラッカーの著作には、そうした予測もいっぱい書いてあります。

かつては思春期の娘であれば父親を嫌うのが当たり前でしたが、最近、目にした情報では、8割から9割の子ども（娘）が、父親を好きだというアンケート結果も出ています。父親が娘を含めて話がしやすくなっているのです。落ち込んだ子どもの心を復活させる条件の中に、親次第というものが少なくないので、子どもとの関係が良好であれば、ますます親は子どもの将来のためにどんな話をすればいいかを考え直してほしいものです。子どもから元気を発信させることが理想ですが、親自身も勉強し、前向きな展望を探した上で子どもにそれを示してほしいと思います。

第3章

子どもの無気力をやる気へ変えるには

成果主義は子どものやる気につながらない

子どもが落ち込んでいる状態から、何か興味のあることを見つけ、それが本人のやる気につながれば、子どもの心に元気が出てきた兆しです。しかしそこに行き着くまでには時間がかかります。

そうなると、多くの親がやってしまいがちなのは、大人の世界で蔓延している、いわゆる「成果主義」です。ひと頃から、企業では成果を出せば部長に昇進できる、報奨金を出す、給料を倍にするといった刺激策が盛んにとられるようになりました。もちろん一部のエリートは、やる気を発揮して頑張りますが、取り残された社員は、まったく白けているのが現状です。結果として、生産性があまり上がらない。その結果を見て上司は「最近の社員たちは覇気がない」とか、「若いやつらはだめだ」という話になりがちです。

これを子どもと親の状況に当てはめると問題が明らかになります。

多くの場合、親は子どもに「今度のテストで100点を取れば、新しいゲームソフトを買ってあげる」とか、「携帯を買い換えてあげる」などと子どもに言うわけです。しかし、子どもが乗ってこないと、「うちの子はなんて覇気のない子なんだ」と嘆くことになります。

しかしデフレ傾向が強い現在、収入がそれほど多くなくても何とか食べて生活できる世の中で、馬の鼻先にニンジンをぶら下げて意欲を刺激するような方法は、昔と比べるとあまり役立たなくなっています。今の大人世代がはい上がってきた頃は、貧乏したくないとか、高価なブランド品が欲しいといった上昇志向が意欲を刺激し、動機づけになりました。

今の子どもなら、面白いゲームだったら熱中することがあるでしょう。数独をやらせたらたまたま熱中する。ある中学の入試問題で自分が解ける問題であれば熱中する。面白い本を読ませたら熱中することもある。子どもたちは、自分が面白いと思えば勉強するし、面白くないと思えば勉強しないものです。子どもにとって興味があることならやる気を発揮する。これは無気力な子どもがやる気を出す兆しとして大いに注目すべきです。

私は以前、『受験は要領』という本を書きました。そのとき多くの教育評論家から、学習動機を奪うとか、真面目な勉強法とはいえない、本物の勉強法ではない、点数さえ取ればいいのか、といった批判を受けました。

私は当初から、短時間で点数を上げる勉強法のほうが、ただ真面目にやったり自分で考えたりする勉強法よりも、よい勉強法なのではないかと思っていました。ですので、どちらが正しいかという論争にも積極的に参加していました。

勉強に対する子どもの意欲や動機は、非常に個別性の強いものですが、意外にそうは思われていません。私は、通信教育の講座を開いていて、いろいろな子どもを見ているうちに、非常に個人差があることに気がついてきたのです。

そして最近は、和田式の受験勉強法と他の人の勉強法とを比べたときに、どっちがいい・悪い、どっちが正しい・間違っているという不毛な論争はやめようと思うようになりました。

いかにすばらしい勉強法であったとしても、肝心の子どもがやる気にならないのなら意味がないからです。勉強に対する動機づけに関して、単純に一元化しないほうがいいのです。

子どもに評判の高い教師や塾の先生は、一人ひとりの子どもの動機体系を見抜いて対応しています。たとえば、この子はよい手本を見せてやればやる気になる、この子は夢をもたせたらやる気になる、この子はエサで単純に釣れる、あるいはこの子は面白い問題をやらせたらやる気になる、逆にこの子は、わざと易しい問題をやらせて、できる体験をさせるほうが大事だ、そういう見抜き方が重要なのです。

こうしたことを根気よく試せば、必ず子どものやる気の源に行き当たるものです。しかしひとつかふたつ試してうまくいかず、「この子は意欲がない」などと決めつけてはいけません。それでは、子どもがやる気を出すチャンスを失ってしまうのですから。

NHKドラマ『下流の宴』から得たヒント

2011年、NHKの「ドラマ10」というドラマ枠で『下流の宴』という番組が放映されていました。林真理子さん原作で、中園ミホさん脚本です。私はこのドラマで受験勉強部分の監修をしていました。

翔《しょう》君という思春期の子どもが主人公です。彼は、中学受験まではうまくいったのに、高校を中退してしまい、そのまま引きこもってフリーターになってしまった無気力の典型で、なんらの上昇願望ももたない子どもに描かれています。お母さんやおばあさんが進学以外でもいいからと夢を与えたり、外国に留学をするのはどうかとか、いろいろ勧めてもまったく動こうとしない。翔君の言い分は、基本的に「フリーターでも食っていけるんだから、何が悪いんだ。頑張る必要なんてないじゃないか」ということです。

しかし、翔君は私の知る範囲の典型的なひきこもりの子たちとは、少し違います。どちらかというと自分の興味のあること、好きなことだったら働くのです。生活では、漫喫（マンガ喫茶）のバイトを続け、同じフリーターの彼女ができます。その彼女が今まで会ったタイプとはまったく違うところに惹かれていきます。この意味では、実は意外に積極的です。

この翔君は、他の引きこもりの子どもと比べて、心理学でいうところの「セルフエスティーム（self-esteem）」が保たれているのではないかと思うのです。セルフエスティームとは、「自己評価」と訳します。自分が他の人間より劣っているとか、優れているとか、生きている価値があるのかなどを含め、「セルフエスティームが高い」「低い」と判定するわけです。自分はどうせ頑張ってもダメだろうとか、自分は他の人に迷惑をかけている人間だと考えている人は、セルフエスティームが低いとされます。逆に「俺は優れている」と思う人は、セルフエスティームは高いということになります。

翔君は、勉強の世界では負け組になり、自己愛を傷つけられたり、セルフエスティームを落としてしまったのですが、それでも、別の生きる道があると思えることや、自分には生きている価値がある、他の頑張る人間たちのほうがばかばかしいと思える点で、セルフエスティームが保たれているように思えます。

翔君の方向性が正しいかどうかはともかく、子どもをやる気にさせるには、「低いセルフエスティームをどう上げていくか」ということが重要です。勉強ができなくとも、たとえば自分の生き方や信念に自信がもてるのなら、人は生きていけるものです。

ちなみに、私の経験や多くの教育現場でも聞かれることですが、「子どもは自分が賢いと思うと勉強をする」のです（ときどき、賢いと思いすぎて勉強をしないことがありますが）。スポーツでも何でも同じです。「俺はサッカーがうまい」とか、あるいは「女にもてる」とか何でもいいのですが、自信のある分野に関しては自信をもった行動をするし、それにまつわる努力はあまり苦にならないのです。

まず、できると思わせて、自信をもたせることが、子どものやる気に大きな影響を与えることは確かです。

「早期の自信」に注目する

よく言われている話で、東大合格者は4月、5月生まれが多いとされています（そのデータが公表されていないようですが）。

考えられる理由は単純なものです。

4月、5月生まれの子は、小学校に入ったときに、優等生になったり、できる子になったり、体力がある子になったりする確率が高いからです。4月生まれの子は、3月生まれの子より1歳ぐらい年上なわけで、スタートからして有利なのでしょう。

小さな頃に頭に刷り込まれたこの自信のために、勉強やスポーツを頑張ることが多いから、東大合格者も多いという結果になると考えられます。

見方を変えれば、3月生まれの子は、自分のことを劣っていると思ってしまうリスクがあるということです。ただしスポーツに関しては、体が大きくなるにしたがって、逆転を自覚できるので、3月生まれでも、成功することは珍しくありません。

ところが勉強は、小学1年生のときに賢いと自信をもった子は、ずっと賢いと思って走り続けることが多いのです。もちろん、すべての子どもがそうだというわけではありません。また、成長して挽回できる場合も少なくありません。ただ、確率としては明らかに有利なのは事実でしょう。

他に面白いデータがあります。イギリスの研究ですが、ある子どもが1年先に優等生であることを予測する因子を調べたものです。たとえば、ある応用問題ができた子どもは、来年には急速に伸びる可能性が高い、親の学歴が高い子は今はダメでも優等生になる可能性が高い、一日中勉強をしている子どものほうが優等生になれる可能性が高い、といった予測因子を考えて、それらがどの程度あてになるかを、1年後に調べる試みです。

その中で、最も予測因子として相関が高かったのは何でしょうか。

答えを言うとバカバカしいのですが、今年の優等生が、1年後に劣等生に落ちる確率は、一般に人が考えているよりずっと低いものでした。つまり、今年の優等生は、今年優等生であったがために来年も優等生であり続ける確率が高いということだったのです。勉強時間の長さ以上に、今、優等生であるほうが、来年も優等生である確率を高めるということなのです。

理由は、いろいろ考えられます。たとえば、今年優等生の子のほうが勉強のコツをつかんでいるだとか、劣等生の子どもは集中して5時間も勉強を続けられないといったようなことです。勉強時間などといった予測因子以上に、今、いい点を取っている子どもは、意欲も高いし、勉強のコツも知っているから、来年も優等生になる確率が高いというわけです。少なくとも勉強に関しては、俗に言う「先行逃げ切り」が有利なのです。

こうした話を聞くと、今劣等生の子はずっとダメという話になりがちですが、そうではありません。どう挽回するか考えたとき、「俺はできるんだ」という自信を早くからもたせることが重要なポイントになります。

たとえば、9歳くらいで発達の早い子どもは、文章題や図形の問題など、考える問題が得意になりやすいのですが、逆に暗記力が落ちてくるとされています。ならば、発達が遅い子には漢字や英単語の暗記をさせることで、その分野で発達の速い子どもより勝つ体験をさせて自信をもたせるというテクニックがあります。

他にも、子どもをやる気にさせるテクニックの中で、私が経験的に有用だと思ったものを紹介しましょう。

子どもをやる気にさせる9つの方法

①高い目標より下位目標を示す

最初に注意すべきことは、子どもにすぐあきらめることを習慣化させないことです。そのためには試験でも成績でも、あまり高い目標を求めないことが大切です。あまりいい例ではありませんが、「大食い競争でギャル曽根さんに勝ったら

1億円あげる」などと言っても、「絶対無理」と子どもは思うでしょう。「ゴルフで石川遼君に勝ったら」などと言われてもやる気を起こす子どもはいませんね。試験でも20点の子どもに、急に100点を要求したら「無理」と思ってしまうでしょう。

そういうときは、「100点はちょっとパパが言いすぎた。だから70点取ったら、おまえがしたいことを聞いてあげるよ」と言われたら、やる気になるかもしれません。自分でもできそうだと思うものに関しては、子どもは努力をする可能性が高いのです。

あるいは、「成績を1年後に3割上げなさい」と言って子どもがやる気にならなくても、分割して、「来週までに3点上げよう」と言えば、できるかもしれないと思うでしょう。これは下位目標と言われるものです。

与えた目標を子どもがどう思うかが重要です。できそうだと思える下位目標をきちんと提示すれば、子どものやる気を引き出しやすくなります。

②お手本を見せる

手品師が子どもの前で手品をして見せたときに、子どもの多くは「わあ、すごい」と喜んで拍手をするでしょう。しかし手品師になりたいとまでは思わない。手品の真似をすることもない。ところがその手品師のおじさんがちょっと面白い人で、「どうやったか教えてあげようか」と言って、種明かしを見せてくれると、がぜん子どもは、手品と手品師にまで大いに興味を示します。

種明かしを見せられても、通常は手先が器用でないとできないのですが、「あ、これなら僕でもできるかもしれない」と思うと、やる気になるのです。同様に、親が子どもに、その勉強の種明かしを見せるように、こうやったらできるようになるんだって、というお手本を見せることは意外に重要です。

試験でも、以前、私が書いた『受験の要領』を子どもが読んだとたんに、すごくやる気になったという話を聞きます。要は、子どもにできそうな手本だと信じさせることが何よりも大事なのです。

③頑張ればうまくいくことを成功体験で習得する

人は褒められれば、その気になります。子どもはなおさらその傾向が強いものです。ただ、いくら褒められても実際にうまくいかないと、気持ちがまたしぼんでしまいます。だから褒めて乗せた後に、結果が伴うようにしないといけません。あるいは、子どもが伸びていることに気づいていないなら、それを分からせる必要があります。

頑張ればうまくいくと思わせることです。できたら明確なフィードバックをする。少しでも成績が上がったら、「少し伸びているよ」とか、「ここは伸びなかったかもしれないけど、ここはうまくいっているよ」とフィードバックを見せる。子どもが1点でも2点でも多く取れるようになったら、褒めてあげることが有効です。

できるようになると、子どもはさらにやる気になり心理的に充実します。同じ問題が昨日は25秒かかったのが、今日は20秒でできたとか、そういう形でちょっとずつ成長を実感していくのです。わたしはこれを「充実の法則」といっています。頑張ればうまくいくという経験は、人間のやる気を増していくのです。

④子どもが活躍できる場を提供する

子どもが活躍できる場、チャンスを与えることも重要です。たとえば、ボランティアなど、子どもが人の役に立っていると思える役割や活動の機会を作ってあげる。模擬試験でも運動会でも音楽会でも何でも、人への貢献の場や活躍の場を与える。

子どもが自分で演じた芸などで、人に喜んでもらうという体験も重要です。たとえば、お笑い芸人が小さい頃から人を笑わせるのが得意だったという話を聞きますが、人を喜ばせる体験がやる気を引き出し、自信ももてるようになるのでしょう。芸人の世界で下積みが長いのに耐えられるのは、そういう体験がバックにあって、いつかは成功者になれると信じられるからでしょう。

あとは他人との一体感です。周りが勉強する環境だったら勉強するし、周りが勉強していない環境だったら勉強しないというのは、よく耳にしますね。これは、最近の教育心理学でもよく問題にされていることで、その子一人だけやる気にさせようとするのではなく、みんなと一緒に行う。勉強もクラス全体で学ぶ。こういう形でクラス全体を乗せるという手法は、百ます計算で有名になった陰山英男先生が大成功させ、塾もない田舎の小学校から20人中7人を国公立大学、うち5人を医学部にいれたことで注目されました。その他、この手の話は名門とされている進学校ではよく聞くことです。

よい意味で集団心理が生まれ、それを利用するというわけです。みんなが勉強を熱心にしている塾に通わせたとたんに、やる気になることがあるというのは、そういうことです。

⑤子どもが褒められたいことを褒める

ものごとには必ず結果が伴います。結果が悪ければ、行動や態度を含めて親は叱ることがありますが、悪い結果を叱っても何かが変わるというものではありません。

悪い結果に対して、本人が反省していないとか、態度を変えようとしないことは叱るべきです。つまり悪い点を取ったときは、いきなり悪い点を叱るのではなく、悪い点を取ったのに勉強しないことを叱らないといけません。このあたりが勘違いされているところです。

子どもが褒められたい点を褒めることも重要です。たとえば、いつも数学が満点の子どもが、今度は模擬試験の数学でいちばんになったのを見ると、親は喜んで褒めるでしょう。しかし本人にしてみたら、数学はできて当たり前で、実はこの試験ではすごく英語を努力して、5点でも10点でも上がったということがあるかもしれない。

親は、子どもが変化している点や努力してきたところを、きちんと観察していないといけないわけです。本人からしてみたら、できて当たり前のものを褒められてもうれしくない。しかしそうでないもの、とくに自分が努力したものを褒められると、よく見てくれている人がいることをうれしく思うものです。

たとえば、美人とデートをしていて、「君はきれいだね」と言っても、言われたほうはあまりうれしくないかもしれません。しかし「君は会話も面白いんだね」と言ったり、「意外に優しいところがあるんだ」と言うと喜ぶかもしれません。相手が褒められたいところを察知して褒めるというのが、重要なポイントなのです。

⑥試験で悪い点を取ったときの対処法

では、子どもが試験で悪い点を取ったとき、どう対応したらいいでしょうか。

いきなり叱るのは得策ではありません。対応としては、怒らずに子どもと一緒に原因を考えてやるということです。計算ミスが多いのか、勉強不足なのか、それとも根本的に分かっていないのかということを調べる。できないことについては原因があると子どもが思えるようにすることです。

そうすれば、次回からミスが少なくなったり、悪い点を取ったりすることが少なくなります。

要するに、前よりできる体験をさせることです。そして、できないことには理由があるという人生観をもたせることが大事です。そうすると子どもは自分には素質がないとは思わないで、やり方がまずかったとか、復習が足りなかったと反省するわけです。そこからやり直すことができる可能性が大きい。これは、子どもにとって大きいことなのです。

このことは、前出のセルフエスティーム（自己評価）に関係しています。セルフエスティームが低い子は、「俺は頭が悪いんだ」「俺はダメな人間なんだ」「生きている価値がない人間なんだ」などと思ったりしがちです。しかし、そうした子どもに、できないのは素質の問題ではなくて、やり方が悪かったことを理解させられればいいのです。

⑦褒めるときと叱るときを間違えない

子どものやる気に関して、もうひとつの重要なポイントは、褒め方、叱り方におけるタイミングです。褒めるべきときに叱ってしまうという勘違いが意外に多いものです。

心因性の喘息《ぜんそく》の例を出すと分かりやすいかもしれません。いろいろ検査をしても気管支などに問題がある喘息ではないと医者から診断されると、親にかまってもらいたくて発作が出るのでしょうとか、これは精神的なものでしょうと言われることが往々にしてあります。

しかし、よくよく考えると、その心因性の喘息を親が誘発していることが多いのです。喘息の発作が出ていると、「どうしたんだ、大変」と親が子どもをかまいます。ところが、逆に喘息が出ていないときには親は安心して、「じゃあ今のうちに買い物に行ってくるからね」と言って、子どもを一人にしたりするわけです。これは常識的なことに思える反応ですが、これが喘息を誘発しているのです。なぜなら発作が出ているときに「賞（ごほうび）」を、出ていないときに「罰」の体験が与えられているからです。

どうすればいいかというと、喘息の発作が出ているときは、「あなたの発作は精神的なものだってお医者さんも言っていたでしょ」と言って薬を服用させたり、吸入剤を与えて「これで発作を止めておきなさい」と言って、必要以上にはかまわないようにすることです。逆に、発作が出ないときは、「今日は発作が出なくて、お母さんはとってもうれしいわ。一緒に買い物にでも行きましょう」「おいしい物でも食べに行きましょう」とごほうびを与える姿勢が大切です。

発作が出ていないときはごほうびの体験を、出ているときには罰の体験をすることで、心因性の喘息を治める方向に向かうことになるのです。

同じように、成績が下がったときにいきなり悪い点を叱るのではなく、勉強をしないことに罰を、できたときは、天狗になるから心配などとよけいなことを言わず、思い切り褒めるというのはとても大切なことなのです。

⑧世の中の厳しさを伝える

日本の福祉は現在パンク状態です。高齢者が増えると、財政不足のために生活保護の打ち切りがもっと増えるでしょう。現実に生活保護を申請に行くと、「本当に貯金がなくなってから来てください」などと言われるそうです。しかし貯金がなくなってから申請に行っても、2カ月くらいは出ないところはざらにあるので、その間に飢えてしまうこともあり得るのです。

子どもには、あまりそうした社会の厳しさを教えたくないと思う人も多いでしょう。ただ、一方で、子どもにあまりにやる気がないとか、子どもが「どうせ勉強なんかしなくたってなんとかなる」と思っている場合、世の中の厳しさを教えることが重要です。

以前、私は取材で金沢工業大学に行ったことがあります。当時の金沢工業大学は、偏差値が30台ながら、就職率が99パーセントで、現在も、入学してから学生が伸びる大学として非常に評価されています。大学による教育的な工夫が行われている結果です。たとえば、学生が分からないところがあれば、小中学校のレベルのものでも、手取り足取り教えるとか、みんなでレーシングカーを作るといった、いろいろな試みが行われています。

この大学でもうひとつ行われている試みがあります。それは「進路ガイド基礎」といって、学生（子ども）が大学を出てからの将来について、大学1年生のときに教える講義があるのです。その講義の中で、「工学部を出たらこんな夢があるよ」とバラ色の夢を講義するのでなく、正社員にならないでフリーターになった場合、生涯どのくらいの収入が得られるのか、それからこれからは急速に福祉が手薄になっている、といった社会の厳しい現実を講義しています。さらに、格差社会がひどくなっている現実を、東京からエコノミストの先生をたくさん呼んできて教える。そうした試みをすると、意外にも学生（子ども）たちがぜんやる気になる、ということなのです。

今の子どもたちは、そういう社会の厳しい現実をあまりに教えられていないように思います。だからこの大学でも教えられたとたんにやる気になるのでしょう。われわれの子ども時代なら、大阪の天王寺公園のホームレスを見て「勉強しないとあんなふうになるぞ」などと普通に言われていたのに、今はそうしたことを学校で言ってはいけないらしい。貧乏を差別してはいけないのは確かですが、養老孟司先生が著書の中で論じていたように、「変えられないもので人を批判するのが差別」ということも大切な側面です。変えられないものとは、人種や年齢、出身地です。しかしフリーターになるかならないかなどについては、一応、努力で変えられることです。努力で変えられるものについて言うのは、本来は差別ではないのです。子どもの頃は、まだ将来を変えられる可能性がたくさん残っているわけですから、きちんと教えるべきだと私は思います。

金沢工業大学のように、努力しないと惨めになるとか、貧乏になるよという厳しい現実を教える。ただし、逆に落ち込んでしまって、「いや、俺はもう、こんな怖い社会には出たくない」と言う子も出てくる危険もありますが、そのへんは、子どもの反応を見ながら、心理学的な目で見て解決すべき問題でしょう。

いずれにせよ、バラ色の未来を見せたほうがいいのか、先々、つらい怖い社会だという姿を見せたほうがいいのか判断する。そういうことを選ぶのも、親の仕事だと考えます。

⑨負けん気を刺激する

子どもがやる気になるひとつの方法として、昔から知られているものに、子どもに友達に負けたくないという気持ちをもたせることがあります。いわゆるライバル心です。友達の優れた点を冷静に言えることで、ときには、そのすばらしい能力に学ぼうとする姿勢につながります。優れたライバルと競う、子どもがライバルに負けたくないと考えているのなら、やる気はスタートしていると考えていいでしょう。それは、好ましいことです。

しかし、現在の日本ではみんな仲良くすることばかり強調され、競争しないことがあたかも正しい姿であるかのごとく思われています。子ども同士で競い合う機会が少なくなっています。

仮に子どもが野球に興味をもっていたら、応援しましょう。しかしいくら野球の才能があったとしても、何の準備もないままバッターボックスに立ったら、下手なピッチャーの球でも空振り三振でしょう。そうなって「野球は僕にあわない。やる気がなくなった」とあきらめてしまえば、その後の伸びは期待できません。ならば、やり方を覚えたり、練習をすれば勝てると思わせないといけないし、友達と競争をしたり、争ったりするのはすばらしいことだと思わせないといけないのです。

こうしてやる気になれば、基礎的なキャッチボールから始めるでしょう。そしてバッティングなどを学んでチームメイトに負けないように頑張るはずです。

そうして頑張っているのに、三振すると、本人は非常に悔しいと感じます。これはやる気がなくなったからではありません。やる気が強くなったから悔しいと感じるのです。もっと練習して、ヒットを打ってやると奮起するのです。失敗がやる気をさらに刺激するというわけです。ライバルに勝ちたい気持ちがあれば、これが期待できます。

これは、野球だけに当てはまる話ではありません。他のスポーツでも勉強にも言えることです。テストでミスしたとして悔しいと感じるのと、野球で三振して悔しいと感じるのは、心理的にほとんど違いはありません。

ただし、野球で三振して監督が叱るのは励ましにつながることが多いですが、テストで悪い点を取ったときに叱ることでダメだと感じることは珍しくありません。負けん気をもっていたり、自信のあることでは、叱られても頑張る気になりますが、そうではないことで叱られると、子どもはやる気を失うのです。

子どもに負けん気を起こさせてやる気を高めるには、初めは勝っている部分を褒めるほうが賢明かもしれません。これが子どもの競争力を高め、やる気を応援する親の姿ではないでしょうか。

第4章

健康になると心も強くなる

陰山英男先生が発見した、やる気の奥の手

私は以前、子どもの勉強意欲を向上させる指導のカリスマとして注目された、陰山英男先生と対談して、本を作ったことがあります。そのとき先生は、広島県尾道の土堂小学校という学校の公募校長に応募して、任命されました。公募の校長ですから、昇格という形ではなく、実績で抜擢されたということです。いわゆる校長試験に受かって任命されたわけではありません。しかも40代半ばで、他の校長よりずっと若かったのです。

そうしたことも含め、周囲には期待がある半面、反感もあったのは事実だったでしょう。

先生は、就任して3カ月以内に成果を出さないと、周囲から逆襲されると思っていたそうです。教師たちからは不信の目で見られていて、みんなができれば足を引っ張りたいと思っているかもしれなかったのです。ＰＴＡの人たちも、有名

な先生が来たという期待はあるわけですが、「本当に大丈夫なの？」という不安がありました。

そこで先生は、いろいろな方法を試みました。もちろん、先生を有名にした百ます計算も始めました。しかし、先生としては、学力や意欲を向上させる即効性のあるものは別だと考えていました。

百ます計算も、最初のうちは退屈でつまらなく、計算が速くなって勉強が面白くなるまで半年ほどかかるそうです。子どもたちは言われればやるかもしれないのですが、実は人が考えているほど即効性がない。1カ月や2カ月で、目に見えて子どもが勉強に意欲を燃やすように変わる即効性のある秘訣は別にある、と陰山先生は考えました。

聞いてみれば「なんだそんなことだったのか」と拍子抜けするほど単純なこと、それは「早寝・早起き・朝ごはん」だったのです。

脳に栄養がいくと子どもは変わる

体に栄養が必要なように、脳にも栄養が不可欠です。むしろ脳に対する栄養補給が大きな役割を果たします。すなわち、朝ごはんをしっかり食べさせて、脳に栄養を行き渡らせる。あるいは、早寝・早起きをさせて、無気力を助長させている不規則な生活習慣を変化させる。そうすれば、子どもは目に見えて変わります。

朝ダラダラと遅くまで寝ていて、食事もせずに学校に出かけるというのは、子どものやる気には最悪の状況です。脳がぼんやりして、だるく、眠くなるのです。これは脳にブドウ糖が足りていないからです。それに成績が悪いという現実が加われば、さらにやる気もなくなり、ますます自分がだめな子だと思ってしまいます。生理現象をきっかけにした悪循環が始まるわけです。

大人が考えている以上に、子どもの意欲低下やうつ気分、イライラ感には、生活習慣の影響が大きいといえます。その一方で、大人に比べて、一般的なうつ病の薬が効かないことが多いのです。おそらくは大人に比べ、脳の中のセロトニンという気分調整のための神経伝達物質が足りなくなることが少ないのでしょう。

子どもは成長期でもあり、セロトニンの量が十分あれば、心理的に落ち着いている状態になりやすいと思われます。だから、子どもの時期にはしっかり肉類を食べさせたほうが望ましいでしょう。卵を食べ、牛乳を飲ませるという形で、タンパク質を十分摂らせることが必要です。親が面倒くさがって、朝、パンとジュースだけで済ます状態は良くないのです。朝食を食べさせるだけでなく、給食のない学校なら、お昼のお弁当を持たせて、タンパク質を十分摂取させることが肝要です。

次は睡眠です。ある教育産業で調べた調査では、塾通いをしている子どもと、塾通いをしていない子どもを比べたとき、塾通いをしている子のほうが、睡眠時間が長いというデータが出ました。

塾というのは、成績を上げるためには何でもするものです。だから、睡眠時間が足りない子どものほうが成績が悪いというデータが出てくると、夜9時や10時までやっているような塾でも、「家に帰ったらちゃんと寝るんだぞ」「ゲームなんかやっちゃだめだぞ」と指導します。

一概には言えませんが、塾に行っていない子どもは、帰ってからすぐにゲームをやったり、携帯をいじっていたりする可能性が高いのです。そのまま時間がたって夜中になってしまう。結果的に、夜更かしになってしまうことが意外に多いのです。

本当のうつ病でさえ、生活リズムの改善で快方に向かうことが専門家の間でも指摘されています。とくに日光にあたる時間や食生活が重要視されています。この意味で、意欲がない、やる気がないように見える子どもに対して生活指導をすれば、かなりよくなることはあるはずですし、陰山先生の指導がそれを実証していると言えるでしょう。私の見るところ、かなりの確率で成功するのではないでしょうか。

子どもの痩せ願望の危険性

第1章で書いたように、子どものうつには、食欲がない、睡眠不足、頭がうまく働かない、すぐに疲れてしまう、生きている価値がないのではないかと思う、思考力・集中力の低下、死についての恐怖、といった診断基準がありますが、これらの症状に関連して書き留めておかねばならないことがあります。

それは、世の中に蔓延する「痩せ礼賛の風潮」についてです。その風潮に乗ると、子ども時代にいちばん大事な体の健康を損なう危険があります。親としては、肥満ぎみでも痩せすぎていても、子どもに対して、食事の指導はしなくてはいけません。そのために正確な知識をもつことが必要です。

たとえば、身長160センチの子どもなら、標準体重は56kgです。しかし実際は、そのくらいの体重の子どもが「太っている」というのです。さらには標準体重以下で、痩せ型のはずの女の子が「太っている」といって悩んでいることが多いのです。

なぜこう思い込んでしまうのでしょうか。

それはテレビや雑誌などで人気のあるアイドル歌手がそろいもそろって痩せていて、周囲がそれを褒めそやし、そうした風潮を煽《あお》るケースが多いからです。子どもは、それをまともに信じてしまい、少しも太っていないのに無理なダイエットをしようとするのです。この傾向は、女の子に限りません。

あろうことか、テレビを見ている親さえ、「もうちょっと痩せたらもてるのにね」などと子どもに言うことも稀ではないでしょう。男の子も痩せているほうがカッコいいと思い込んでいる場合が多く、急速に価値観が変わってきているのです。

以前は、思春期以前の子どもが伸び盛りのときには、ちゃんと食べさせるのが当たり前の常識でしたが、最近では、太らせないことを重視するようになってきたようです。実際、最近の文部科学省の調査によると、女子児童については、全年齢で平均体重が減っていることが明らかになりました。

子どもの栄養に対するとんでもない誤解

思春期の子どもが肉が好きだというのは、体が要求している生理現象です。体の形成期ですから、なるべく肉食をさせたほうがいいのは当然です。

思春期の栄養に対する正しいあり方は、世間のイメージとは逆のことが多いのです。たとえば、肉の中で脂肪は不要であり、タンパク質だけ摂っておけばいいという考え方があります。プロテインダイエットなどでは、それが勧められていますが、大変な誤解です。体の細胞質をみずみずしくしているもの、これは実は脂肪です。脂肪がまったくない細胞など、現実にはあり得ません。また、悪玉と非難されるコレステロールは、細胞膜の重要な材料です。だから、コレステロールがあまりに少ないと、細胞の活力が衰えます。これは肌によくないし、免疫機能も落ちるとされます。

血液を作る上で鉄が、骨を作る上でカルシウムが必要です。思春期は新陳代謝が活発なので、摂取した食事は分解されやすく、大人と比べれば、太りにくいものです。もちろん30代、40代になってくるとよけいに食べるだけ太るので、必要以上の食事を控えたほうがいいこともありますが、これにしても、やや太めの人のほうが長生きしているという統計もあります。

ただし、思春期の女の子の場合、生理が始まって女性ホルモンが増える時期でもありますから、少し太りやすいということはあります。しかし、そういう子でも、20歳前後には、スリムになってくるものです。このようなことは自然の摂理です。太めになることについて、この時期に心配すべきは、運動不足になって、結果として体重が増えてしまうことくらいでしょう。

標準体重より20パーセント下回ると脳に悪影響が

ここで極めて重要な注意点があります。思春期のときは栄養に余裕をもたせ、ちょっと太っているぐらいがちょうどいいということです。太りたくない（太らせたくない）から食事を摂らない。これは好ましいことではありません。

子どもには栄養状態の大切さをもっと教えなければいけません。思春期の子どもたちにとっては、栄養不足になると、脳や子宮のような重要臓器の形成に悪影響を与えますし、それ以上に、意欲低下や、うつ気分の大きな原因になるのです。親が面倒くさがって冷凍食品ばかりの弁当を食べさせることなども影響しています。

それに加えて、子どもに悪影響を与えるものが、ダイエットです。昨今では、女の子どころか、男の子まで太ってはいけないという強迫観念にかられています。しかし、いわゆる標準体重より20パーセント下回る状態になれば、脳などの重要臓器の発達に悪影響が出るとされています。身長１６０センチなら45kgを切ると危険なのです。

標準体重の算出には計算法があり、それは「ＢＭＩ」といわれるものに基づきます。標準体重は「身長(m)×身長(m)×22」で計算できます。

仮に、160センチの子が45kgを切るようだと、明らかに痩せすぎで危険な状態です。ところが驚いたことに、少女向けの雑誌では、トップモデルとしてもてはやされていた女の子の中には、168センチで44kgというケースもあるのです。

思春期のホルモンバランスとうつ状態

それからもうひとつ、忘れてはならないものに、思春期のホルモンバランスの問題があります。女の子の場合、思春期には女性ホルモンが増えるので、20歳以降と比べると、やはり太りやすいものです。大幅に太るものではなく、少しポチャッとすることが多い。それが異常なことだと思って痩せようとすると、栄養不足になりやすいのです。

これはとても危険なことです。前述のように、臓器の発達だけでなく、子どもの意欲や気分にも悪影響を与えるからです。栄養不足、たとえばタンパク質が足りないと、セロトニンやドーパミンといった神経伝達物質が不足して、意欲や気力が落ちることがあります。

コレステロールには、脳にセロトニンを運ぶ働きがあるとされていますが、コレステロールもあまり足りないと、うつ状態になりやすいのです。ブドウ糖不足も、意欲を落とす大きな要因になります。つまり朝ごはんを食べないと、うつ状態や意欲低下に陥りやすくなるわけです。

女の子が帰宅して3時に甘いものを食べることを例にしましょう。3時から4時ぐらいの時間帯は、体の中で、膵臓《すいぞう》の働きが一番いいので、ブドウ糖、要するに甘いものを摂っても、比較的血糖値が上がりません。吸収がいいからです。そして、それがその後の時間帯の脳への栄養になるのです。ですから、おやつを食べることは悪いことではありません。おやつを抜いて栄養不足のような状態になることこそ、意欲低下になる危険が大きいといえます。

思春期は、ただでさえお腹が減ります。そうしたすきっ腹を我慢して、何も食べないのは、まったくの逆効果です。食を我慢した結果、その後でよけい、空腹を感じて一気に食べてしまうことになりかねません。こうした食べ方は消化が悪く、太るリスクが高まります。

食事は、よくかんでゆっくり時間をかけて食べれば、体内で無駄なく消費されて体の一部となります。個々人で程度の問題があるとはいえ、よけいな脂肪がつくリスクが少なくなるでしょう。

子ども時代に痩せすぎた弊害は、大人になってから出る

マスコミでは、ダイエットの効用を推奨して、痩せていることがあたかも魅力

的という論調を流しています。テレビや雑誌では、いわゆるガリ痩せのモデルを出演させて、その美しさをことさらアピールしています。これは犯罪的とさえ私は思います。身長160センチで危険なレベルといえる体重45kgが、太っているとさえ思わせてしまうような誤解を与えているのです。こうなると脳がまともに働かない危険があります。

もちろん、痩せの大食いという例もあるでしょう。思春期の子どもの中には、異様に代謝が発達していて、たくさん食べているのに太らない子もいます。こういう人は痩せていても栄養不足にはなりません。しかし、これはあくまで例外です。通常の思春期の子どもなら、160センチで56kgぐらいが健康にいい体重なのです。

そうした状態を、むしろ大人になってから維持することは健康管理にいいかもしれません。もし、160センチ80kgの状態だったら、標準体重の56kgを目標において食事をさせるのもいいでしょう。しかし、最近の調査では、やや太め（160センチなら64kg）くらいの人が長生きしているという結果も出ています。逆に、子どものときに無理にダイエットをさせると、大人になってから悪い影響が出る可能性が大きいのです。

今は、テレビや雑誌が子どもの栄養状態を悪くしている大きな要因と言っていいほどです。

日光に当たることが重要

これまで述べてきたように、子どもの栄養不良は、心の状態に悪影響を与えます。

先に述べたうつ病の9つの診断基準でいえば、気力減退の話だけでなく、焦燥感や落ち着きのなさも起こりやすいのです。それはブドウ糖の不足、セロトニンの不足で起こっている可能性も小さくないため、肉類をきちんと食べさせることや栄養を十分摂ることで気持ちが落ち着く可能性があります。

子どものうつの、その他の症状でも、生活習慣によってよくなる可能性が高いと思います。たとえば、不眠とか睡眠過多といわれる症状があります。一般的には子どもに睡眠剤を飲ませることもあるのでしょうが、それを避ける対処法も考えられます。

日本では原則的に売られていませんが、アメリカではメラトニンというサプリメントが当たり前に売られています。メラトニンは、睡眠リズムをよくするだけでなく、ＤＮＡを保護したり、体の酸化を抑えるという別のメリットもあります。

しかし、原則論からいえば、メラトニンは自然に分泌を促したほうが望ましいでしょう。メラトニンや脳内の伝達物質のセロトニンを増やすために生活面で最も重要なのは、昼間外に出て、日光に当たることです。

日に当たるということは、精神的にもいいし、日に当たる時間が長い人のほうが夜も寝つきがいいということは、経験的にも知られていることです。不眠のお年寄りが、デイサービスなどに通うようになって、昼間、きちんと運動をするようになると、眠りがよくなることが多いようです。

子どもも家の中で勉強（今はゲームのほうが大敵ですが）ばかりしているのではなく、戸外で日に当たるなど運動が大事です。もちろん、学校の休み時間を利用するのでもかまいません。最近は、通学でも平気で車で送り迎えをする親が増えているようですが、治安の問題がなければ、やはり徒歩での通学だけでも、十分日に当たることができるし、塾通いでも同じことでしょう。

子どもの遊び場はいくらでもある

昔と比べ、子どもの遊ぶ場所が少なくなったと嘆く人がたくさんいます。これは明らかな誤解です。原っぱはともかく、公園の面積は昔と比べて大幅に増えています。また校庭を開放する学校も、昭和40年代と比べれば多くなっています。

だから、遊ぶ場所がなくなったというのは事実に反しているのです。通り魔的な悲惨な事件があったことから、一時期、校庭の開放をやめる学校も出ましたが、かつてと比べて校庭は開放されるようになっています。

子どもが外で遊ばなくなったのは、遊ぶ場所がないことより、ゲームや携帯の影響のほうがはるかに大きいでしょう。外遊びをしなくなった、子ども同士で遊ばなくなったことが問題です。

子どもの健全な発育において、日に当たらないことは明らかによくないはずです。原発報道で戸外の放射能を怖がって、親が外に出さないという話も聞いたことがありますが、地域によっては低線量の放射線を恐れるよりは、戸外に出さない害のほうがはるかに大きそうだということは断言できると思います。

こうしたリスクは、冷静に考えないと好ましい結果は得られません。先に述べた生活習慣の基本に立ち返り、たとえば今の放射能が怖いものなのかどうかについて、きちんとした情報を親が集めることが大切でしょう。

ちなみに、一人でゲームや携帯に家で向き合ってばかりいると、コミュニケーション能力も育ちにくくなります。むしろ塾通いをしている子どもたちのほうが、行き帰りにいきいきしたコミュニケーションを行うことが多いかもしれません。

脳活性化、意欲向上の動機づけになる計算療法

ここで、脳科学の方面から意欲について考えてみましょう。脳科学の考え方からすると、人間の意欲には、前頭前野といわれる場所が、非常に大きな影響を与えているとされています。前頭前野を活性化することが、意欲的な人間、意欲的な子どもを育てるのに役立つだろうという仮説が強くなっているようです。

逆に、人間は歳をとると、その部分が萎縮して意欲が衰えることになります。脳の老化というと、記憶が衰える側面ばかりが指摘されますが、実は意欲低下のほうが先にくるし、そのほうが問題になることが多いのです。

これに対して、東北大学の川島隆太先生が「学習療法」という試みを行い、かなりうまくいっているそうです。数の計算をさせる試みを、高齢者の認知症の患者さんに行うことで、彼らの意欲を引き出しているのです。川島先生の研究では、前頭前野を活性化する上で、音読や計算がよいとされています。

前述の陰山先生の実践の中でも、百ます計算をさせると、子どもたちの計算力が上がるという側面ばかり強調されていますが、もっと重要なのは意欲を上げるという側面です。

実際、陰山先生は、授業中ずっと百ます計算ばかりをさせているわけではありません。授業の最初の５分間だけ百ます計算をやらせて、その後、通常授業を行うのです。そのほうが、授業への意欲が高まるということです。

川島先生も、それを科学的に実証しようとしました。そして健常小学生を対象に、計算をした後に音読をさせることなどを試みて、脳が活性化しているかどうかの研究を行いました。

そこで分かったことは、計算をすると前頭前野の血流が増えることと、計算をした後のほうが、単語の記憶や迷路の解答数が増えることでした。計算で脳が活性化するという仮説は間違いではないという結論を出したのです。ですから、親が試しに「ちょっと5分だけでも計算してごらん」と言うだけでも、意欲を刺激する上でよい影響をもたらすかもしれません。もちろん、子どもにも個人差がありますから、すべての子どもにやる気を出させることができるとは言い切れません。

しかし、ひとつの有力な試みであることは確かです。

第5章

子どものうつを助長する現代社会

小児専門の精神科医の不足がもたらすふたつの悲劇

日本における子ども専門の精神科医は、欧米に比べてきわめて少数です。たとえば、発達障害を診察する子どもの精神科医は、国内におおよそ200から300名ほどしかいないといわれています。さらに乳幼児に対しては子ども10万人当たりの専門精神科医の数は、スウェーデンやスイスに比べて25分の1以下といわれています（厚生労働省取材による）。徐々にその数は増えてはいますが、まだ不十分というのが実情です。

そうした子ども専門の精神科医の不足は、子どもの精神衛生において、ふたつの悲劇を生んでいます。

ひとつは、子ども特有の心の病、たとえば一般にいわれる発達障害、ＡＤＨＤ（注意欠陥多動性障害）やアスペルガー障害と呼ばれるような、子どもの精神障害への診断が十分に行われなかったり、いい治療が受けられないということです。

ＡＤＨＤとアスペルガーの子どもたちは、落ち着きがなく、勝手な行動をするために、確かに学校で問題児になることが多いでしょう。ただ、これらの発達障害は、知能は保たれるとされているので、勉強をきちんとさせれば、テストの点そのものはまあまあの成績を取れるものです。ＡＤＨＤの子どもは落ち着きがなく、学校の中で立ち歩きしてしまう場合がありますし、勉強に集中力がなくて10分か15分ですぐ飽きてしまうという問題があります。アスペルガー障害は、他人の気持ちが分からなくて、他人に突然悪口を言ったり、ひどい場合には、殴りかかったり、他人のものをとったりすることもあります。

そういう子どもが、長い間、問題児として扱われてきたのですが、最近の精神医学の発達に伴って、脳のある部分の発達の遅れから症状が生じているという考え方になってきています。しかし、前出のように児童精神科医が足りないために、結局、診断を受けないまま問題児扱いをされていたり、仮に、教師がそれに気づいて、通常の精神科医に送っても、診断だけ受けて、それ以上の治療プログラムに乗れなかったり、親や教師が、どう対応したらいいのかを教えてもらえる機会が少ないのが実情となっています。

もうひとつは、最近の傾向として、このような現実を憂慮して、著書や雑誌などを通じて、児童精神科医の人たちが、「これは病気なんだから、あまり叱らないでください」とか、「こういう子どもたちを差別しないでください」と発言するのが、誇張されたり、誤解されたりしていることでしょう。

こうした発言そのものは理解できますが、一律の話ではありません。ところが、医者に診てもらった親や、書籍で読んで中途半端な知識を得た親たちが、「うちの子はアスペルガーなんだから、人のものをとったとしても叱ってはいけない」とか、「叱ることによってよけい悪くなると、精神科の先生が言っていた」などと言って、学校のルールを破ることに放任を要求する傾向があることです。地域によっては、それが集団の運動になって、学校に圧力をかけることもあるそうです。

これに対して、学校の教師たちも、児童精神科医の不足のために、プロの精神科医と相談できないままで、そうした子どもを放置せざるを得なくなっていることが多いようです。これがふたつ目の悲劇です。子ども専門の精神科医がその地域にいないので、「いや、それは言いすぎですよ」と言ってもらえる機会がないのです。

だから、学校の中でものをとったときに、その子どもがアスペルガーかもしれないと思って叱らない。立ち歩きしていても「これはADHDなんだ」と放置したりする。それが当たり前に起こってしまいかねないのです。

これでは、学級運営がうまくいかないのも当たり前ですし、凶暴な子どもがいることで学校に行くのを怖がる子どもが増えるという事態にもなりかねません。

こうした子どもに対しては、基本的に心の病かどうか調べることが必要です。病気だったら病気として治療も始めないといけないし、行動改善のプログラムを組むことも可能なことが多いのです。病気ではないのなら、しつけをもう少しきちんとする必要があるでしょう。

アスペルガーの子どもでもADHDの子どもでも、かなり重症で、いくら叱られても落ち着かないで動いてしまうとか、叱られることでよけいに症状が悪くなる場合に、問題になるのです。

この手の心の病で考えないといけないのは、感情や思考の問題ではなく、「衝動のコントロールの悪さ」です。たとえば「人を殺すことはちっとも悪いことじゃない」とか、極端な場合、「人を殺すことに快感を覚える」という「反社会性パーソナリティ障害」といわれる人は、日本の総人口の1~2パーセントもいるという推定があります。もしその2パーセントの人たちが本当に殺人をやっていたら、日本中で殺人事件が2000万件以上にもなってしまいます。

ところが現実には年間1000件強しか起こっていない。この理由は、彼らは殺人や暴行などについて、悪いとは思っていないけれど、「死刑になりたくない」「刑務所に入りたくない」という社会的・法律的抑止力が働いているからでしょう。彼らの知的機能は正常なので、道徳観は身についていなくても、その手の計算はできるのです。仮に刑法という制度がなくなったりしても、おそらく98パーセントの人は殺人はしないでしょう。

一方、残りの2パーセントの人は、罪にならなければ、殺人を犯しかねない。しかし罪にならなくても、やっぱり人を殺すのは嫌だと思う人のほうが圧倒的に多いのです。逆に言うと、反社会性パーソナリティ障害の人たちは道徳観が心の中で希薄でも、罪になりたくないから行動はコントロールできるのです。

それと同じで、こうした心の病を抱える子どもでも、人のものをとったら叱られるという経験をすると、しなくなることも期待はできます。今は、統計でいえば、ADHDの疑いのある学齢期（6歳〜15歳）の子どもは日本では7〜10%、アメリカでは多いものだと20%を超すという統計があります。アスペルガーはずっと少なくて1000人に6人くらいだとされています。これは社会のせいで急に増える種類の病気ではないのですから、昔と比べて、そういう症状の子どもが多いとすれば、親のしつけの影響も十分考えられます。

要するに昔は、軽いADHDやアスペルガーの子どもは叱ることで、衝動は変わらなくても、行動のほうはコントロールできていた。だから重症の場合しか症状が出なかったのかもしれません。今は、昔と比べてしつけが緩くなる。あるいは、そういう障害が疑われたら叱らないという考え方が強まっているので、症状が出る子どもが増えている可能性は大きいのです。

実際、アスペルガー障害やＡＤＨＤに対する治療の大きな柱になっている行動療法というのは、ある種の行動訓練のプログラムで、基本は、正しい行動（適応的行動）をとったら褒め、悪い行動（不適応行動）をとったときは叱るというものです。ただ、叱ることよりは、適応行動をとったときに褒めることに主眼を置くことが原則になっています。よくよく考えれば、通常のしつけと似たようなものなのです。

児童精神科医が足りない以上、子どもが落ち着かなかったり、人の気持ちが分からないような行動をとった場合は、通常のしつけをしてみる（前述の行動療法に則って）。それでもうまくいかない場合は、教師経由でもいいから児童精神科医を探すというのが妥当な道筋だと私は考えます。

いじめが起こるたびに良心的な先生が追い詰められている

学校におけるいじめが子どもの心に害を与えている事実は、周知のことです。しかしだからといって、現状のいじめ対応のあり方がよいものだとは思えません。

今は、いじめが起こると学校の先生がたたかれます。いじめが1件出ただけで、関係ない先生までいろいろ責められることもあります。子どもの問題なのに、教師に責任が押しつけられるのです。さらに、教師は教員免許が更新制になったのですから、なるべく悪評価を受けたくないでしょう。これでは事なかれ主義になったり、いじめを隠ぺいする体質になるのも十分うなずける話です。反対に早いうちから芽をつもうと、ちょっとした悪口や仲間はずれも許さないという指導にもつながります。

私はときどき、日教組とは何のためにあるのかと考えています。

たとえば、モンスターペアレンツが抗議に来た際、教育委員会に訴えるぞと言われたら、教師はすぐに謝罪させられます。組合がしっかりしていたら、教育委員会からその教師を守るはずでしょう。

いじめ問題にしても、子どもというのは、嫌われるようなことを言ったら仲間外れにされたり、悪口を言われるのは、学校で社会性を身につけるために、通常の通過儀礼でした。多少は心が傷ついても、それが深刻ないじめに発展しない限りは、子どもたちは、むしろそれによって、言っていいことと悪いこと、していいことと悪いことを身につけるのです。教師の仕事は、子ども同士の自然な言動に一喜一憂することではなく、子どもたちを観察して、それがエスカレートしないように見守り、本当にひどい場合に介入することでしょう。

子どもの成長がよく分かっている良心的な教師はまだたくさんいると思います。それを組合が守ってくれず、モンスターペアレンツの言いなりにならざるを得ないようにしているから、子どもたちの心の発達がうまくいかない可能性も大きいのです。日教組の害悪というのは、彼らの政治的な主張の問題より、教師（とくに良心的な教師）を守って、よりよい教育現場を保証すべき組織がその用をなしていないことだと私は思います。

子どもの心を乱すな

子どもの自殺に関して欧米で問題になったのは、１９６０年代から８０年代です。アメリカではその間、青少年の自殺率が約３倍になっています。当時のヨーロッパ諸国でも軒並み２倍くらいに増えています。その頃、先進国で自殺が減ったのは日本だけです。

当時の欧米は、自由化教育が進んでいました。子どもはもっと自由にさせなければいけない、校則廃止、制服廃止。子どもがとりたい科目だけを選択して、単位が足りれば卒業させるなどという自主性にゆだねた教育改革も行われました。

一方で、当時の日本は激しい受験競争や、まだまだ厳しい校則がありました。また教師も今よりずっと厳しかったものです

その結果が自殺率の差だと考えると、子どもは、枠にはめたほうが死にたいという衝動を抑えられるという可能性があります。思春期には、課題を与えてあげたほうが精神的に混乱しにくい。学力低下だけの問題ではなく、子どもの心を無意味に混乱させたり、無意味に悩ませるのではなく、しっかりと勉強で競争させる。また、きちんと校則で制服を決めて守らせる。そうしたほうが、子どもの心は乱れにくいと考えられるのです。これは、決して自由を拘束することではありません。明確な目標を与えて、何を目標に生きればいいのか、教える側がメッセージを与えることにもなります。

ちなみにその後、アメリカでは制服復活運動が盛んに行われて、規律をきちんとしたほうが子どもの非行が減り、学力も上がったという報告が相次いでいます。クリントンは大統領時代に、そのようなことに力を入れたことでも知られます。

型から入る生活指導が、実は意外に子どもの心を安定させるために大事である

ということが言われています。先に述べた「早寝・早起き・朝ごはん」というのも、多くの人は、「そんなことだったのか」と思うかもしれません。

もちろん、これはあくまで確率論の話で、そのほうがうまくいく確率が高いということです。校則を厳しくしたり受験競争をさせることで、ストレスになったり、精神的にまいってしまう子どももいるでしょう。そういう場合は、その子に限り、やり方を変えればいいのです。「子育てには〝完全〟はないが〝安全〟はある」という視点から、学校も現状を見直してほしいと感じています。

社会のしきたりをきちんと教える

学校では校則が定められています。内容の多くは、社会常識に基づいているでしょうから、飛びぬけておかしいものは見当たりませんが、子どもが違和感をもつことがあるのは事実です。また、大人の作ったルールを破ってやろうというのは、思春期の子どもにとっては、むしろ健全な心理とも言えます。

たとえば「長髪はダメ」と校則で決められているとします。すると子どもは、「茶髪はダメだって書いていないぞ」と言って、みんなで茶髪にして反抗するというケースがあります。学校のほうは慌てて、また「茶髪もダメ」という校則を加える。こうしたいたちごっこがかなり多いでしょう。

通常、社会では、守るべきルールが明示してある場合は、不快でも逆らってはいけません。たとえば、会社のルールで服装や出社時間が決められていたら、それを破ると、最悪、クビも覚悟しなければいけません。それ以上に、国の作った法律というのは、国民である以上守らなければいけないものです。

ただ、子どもの世界で、「宿題をやってきなさい」というのと、「テストで何点を取れ」というのは、まったく違うことです。前者は、やれば誰でもできる行動です（終えられるかどうかは別として、宿題に手をつけることはできます）。しかし、後者は、本人の意思だけで、達成できるものではありません。つまり、これは命令やルールではなく、努力目標なのです。

さらにまずいのは、テストで何点というように目標が明確でない場合です。意欲的に授業に参加すると内申書でいい点をあげると言われても、それが教師の主観なのですから、子どもはどうすればいいのかが分からないということがあります。

今の子どもたちを囲む状況として私がまずいと思うことは、校則のような明示されたルールや、ペーパーテストのようにはっきり点のつくものを避ける一方で、内申書において関心・意欲・態度、技能、表現のようなものを教師の主観で決められてしまうことです。

現実に、子どもによっては、「学校のテストで満点を取っても内申書が３」ということもあるわけです。校則については守りさえすれば減点はないのに、通常の授業ではいつ減点されるか分からない。これでは、子どものメンタルヘルスに悪い影響があると考えるのは当然でしょう。教育というのは、明示されたルールや客観的に評価できる得点をベースにしないと、多くの子どもは安定しません。

その中で、私は子どもにも法律教育が必要だと思っています。たとえば、「相手を殴ってケガをさせたら傷害罪」ということを、学校でもきちんと教えるべきです。

たとえば、子どもが学校でケンカした際、殴ってケガをさせてしまったら、子どもに「ケガをさせたら、大人の世界だと傷害罪なんだぞ」とはっきりと教えるべきです。協力してもらえるのなら、近所のお巡りさんのところに連れていく。お巡りさんにも（芝居であっても）「これは傷害罪だな」と言ってもらって、一晩ぐらい留置場で寝かせるくらいのことをすれば（これは可能かどうか分かりませんが）、子どもは破ってはいけないものということが分かるでしょう。

もっと言えば、子どもが誰かからお金をまきあげたら、恐喝罪にあたります。これがいじめという言葉でひとくくりにされてしまうから、加害者の子どもも深刻に考えないのです。法律に触れることをすれば、相応の罰を受けるということを加害者に教える。さらにそれを被害者にも教えるべきです。明示された社会的なルールをはっきりみんなに教えるためです。

子どもでも、ある程度の年齢になれば善悪の区別がつきます。私は、子どもがアスペルガー障害であろうがＡＤＨＤであろうが、善悪を教えることが重要であると考えています。あるいは、社会のルールを教えることが必要です。もちろん、それで彼らの心の病が治るわけではないのでしょうが、それがまずいことだという理解、法律に触れるという理解は可能です。

もちろん、教えてもなお善悪が理解されず言動が変わらないようなら、プロの世話にならなければいけないでしょう。プロというのは、いきなり精神科医という意味ではなく、学校などのカウンセラー、臨床心理士も含まれます。

しかし、親は、子育てをプロに丸投げしてしまうことはできません。生活を共にするのですから日々の日常的な配慮と対応が求められます。そして、ほとんどの親は、子どもが社会に出るまでには治ってほしいと思っているはずですし、プロのサポートを得ながら、適切なプログラムで子育てができれば、かなり改善が期待できることが多いと私は信じています。

先生の立場を強化する公的な支援が必要

もちろん、親が上手に注意やしつけをすることに協力できれば、教師による改善がさらにうまくいくこともあります。しかし現状ではうっかりしたことができないのも事実です。

親から協力を依頼された場合なら別でしょうが、そうでないときに、ＡＤＨＤの子どもが立ち歩きをして、先生が注意をしたら、親が「うちの子はＡＤＨＤなんです。あなた、それを知らなくて叱るような人が教師をやっているんですか」などとねじ込んでくることもあり得ます。周囲の野次馬のような親が、「ＡＤＨＤの世界協会に訴えますよ」と言ってくるようなケースもあり得ます。

以前、私もＡＤＨＤの多くは、しつけでよくなるはずだと雑誌で書いたところ、関係の団体から激しい抗議を受けました。ただ、そういう思想信条の強い人をのぞけば、親の側では、やはり子どもには社会に適応してほしいと思っている人が少なくないと考えます。

少なくとも、こうした障害をもつ子どもの多くは知能そのものは正常なので、「これをやると法律に引っ掛かって、刑務所に入ることになるぞ」ということが分かるのです。盗んだりすることが悪いかどうかは実感できないかもしれませんが、知的には理解できます。だからこそ、親は教える必要があるでしょう。それは親の責任でもあります。

現在の司法精神医学の考え方では、アスペルガー障害やADHDは、責任能力があるとされています。人にケガをさせれば、責任能力があるとして罰せられる。もちろん、裁判官によっては、多少の情状酌量や、場合によっては心神耗弱と判断することもあり得るでしょうが、趨勢《すうせい》としては、それで無罪にはしてくれません。

親として心配なのは分かりますし、また社会の中にそうしたプロが足りないのも事実です。それでもプロの手を借りなければならないこともあります。しかし、親を含めてできる範囲で、子どもが社会に出たときに自立して生きていけるようにしてあげなければならないでしょう。

もちろん、叱るだけでなく、得意なことを伸ばすことも重要です。落ち着きがなく、人の気持ちが分からないような人でも、勉強ができれば社会に出て成功者になることは十分あります。エジソンもADHDだったようですし、実は私も小学校低学年のときに立ち歩きをしたことがあります。これからの実力主義の世の中では、以前より、こういう障害が不利に働かなくなることも考えられます。

いちばん重要なことは、事態の深刻さから逃れず、腫れものに触るのをおそれるような態度をとらずに、どういう打開策を考えられるかということなのです。

自由な社会こそ決まりを厳しく教える

一部で誤解があるのですが、自由主義の国は何をやっても自由なわけではありません。確かに人権の保障や、言論や表現の自由はあります。しかし、自由の国の代表とされているアメリカでは、社会の決まりは厳しく、子どもにも教えています。

法律に触れなければ何をやっても自由だと考える代わりに、法律の幅は広く、それに触れたときの処罰も厳しいものがあります。インサイダー取引の取り締まりや独占禁止法も幅広く適用されます。商行為であれ、何であれ、日本と比べものにならないくらい厳しい。さらに国民の義務として、税金を払わないと罰則が厳しく、脱税は重罪とされています。脱税を重罪にしなければ、国が成り立たないからです。また、ごまかした税金の金額の何倍、何十倍もとられるのです。

アメリカの場合は、日本とは違って、国だけでなく州でも法律を作るので、気に入らなかったら別の州に行くという考え方もあります。ちなみに人工妊娠中絶がいまだに禁止されている州があるそうですが、これが嫌なら別の州に転居することになります。けれども、その州にいる以上は法律を守らないといけないのです。

いうなれば、アメリカは自由を守る典型的な国ですが、法律を守る意識は極めて高い。その代わり、守れる法律以外は作らないという考え方が基本にあるようです。

これに対して同じ自由を標榜《ひょうぼう》する日本はどうなのでしょうか。

日本の場合、アメリカとは違って守れそうもない法律を作って、実質的な非合法を黙認しています。売春であろうが、パチンコの景品交換という形のギャンブルであろうが、法的には禁止されているのに実質的に認められている。しかし、非合法を黙認するというやり方では、やはりいつかは手入れを食うかもしれないと思うから、普通の人は手を出さないのです。

殺人のような重罪は別として、日本人には人が見ていなければ、法律を破ってもいいと思う人は少なくありません。未成年者禁酒や禁煙も、大学生や社会人になったら完全に無視されるのですから。

やはり、ルールの教育を行うだけでなく、法律をきちんと守る大人の姿勢も示していくことが、道徳観をもてない子どもたちの教育には重要なことなのかもしれません。

心の病のプロにつなげるべき症状とは

心の病に対して、社会はどう対応すべきか。これは、ある意味で法律を守る以上に重大な課題です。実際、最悪、自殺に至るような場合、人の命にかかわるわけですから、うつ病の早期発見は重要な課題です。

極端な食欲不振、極端な不眠などは、症状として重いわけですから、そういう人を見つけたら、プロに診てもらうということが社会常識になるといいでしょう。

たとえば、学習障害、アスペルガー障害、ＡＤＨＤなどにしても、子どもの将来を考えると、やはりプロが介在すべき問題です。子どものうつなども同様でしょう。適切な治療や対応ができるかどうかで、子どもの将来に大きな影響があります。しかしながら、これらの子どもの心の病は、社会的な関心がまだまだ薄い印象があり、知識は十分に普及していないのが実情と言っていいでしょう。

たとえば、高機能自閉症というのは、いわゆるアスペルガー障害といわれるものとおおむね同じと考えてよいものです。知能は正常ですが人の気持ちが分からない。勝手に人のものをパッととってしまうとか、人をいきなり殴るなどという症状が出ることがあります。それは病気だから叱ってはいけないという論陣が張られていても、社会に出てから、同じことをしたら許されないのです。本人が大人になって、会社で上司に腹を立てて、いきなり殴りかかったとして、「俺はアスペルガーだ」と言ったところで、残念ながらクビになることのほうが多いでしょう。また、「俺はＡＤＨＤだから」と言って会議中に突然立ち歩きをしたら許してくれるのか、それは疑問です。

子どものうちに矯正しておくのは、社会的な要請でもあるし、親としても関心をもつ必要があります。今は、行動療法などのプログラムもずいぶんよくなっているので、きちんとした治療が、子どもの将来に大きな影響を与えると言えます。

親が理屈抜きで「ダメなものはダメ」と堂々と教える

人のものをとってはいけない、人を殺してはいけないということは、社会的な決まりであり、理屈ぬきで守らなければならないことです。

なぜ人を殺してはいけないのかということを哲学的に議論する人がいますが、「それが社会の決まりだ」と教える考え方もあり得ます。そもそも理由を問い直してはいけない種類のものだということです。

人を殴ることも同じです。かつては、人を殴ったら、「どれだけ痛いか分からせてやる」と言って親がバシッとたたいて、「もう二度と殴るなよ」で、済んだわけです。なぜ人を殴ってはいけないのか、ということに答えを出すことを考えるのではなく、「いけないことはいけない」という考え方があるのです。

子どものしつけの中で、「子どもに理由を納得させられるしつけをしないといけない」という考え方が蔓延している気がします。しかしながら、理屈ぬきで「ダメなものはダメ」という社会通念を親も教師も理解すべきです。ほとんどの戦争が平和のために始めたと言われるように、どんなものにでも理屈をつけようとすればつけることはできます。世の中には、理屈があっても許されないことは多々あるし、また理屈以上に大切なものがあると私は信じています。

第6章

子どもの危険なサインを見逃すな

専門医に診せれば安心というわけにはいかない

心の病で最も深刻で警戒しなければならない問題は、子どもの自殺と自殺未遂です。大人に比べると、数としては多くないのですが、命にかかわる重大な問題です。

多くの場合、それには予兆があります。死にたいと何回も言ったり、食欲が急になくなったり、眠れない状態が続いたりといったものです。

その中で、最も危険な兆候は、子どもが実際に自殺未遂をしてしまうことです。リストカットといって手首をカッターで切るケースのように、死ぬ気はおそらくないだろうと想定されるものもあるのですが、やはりリストカットをする子のほうが、普通の子どもよりははるかに自殺のリスクは高いとされています。そういう場合は専門の精神科医に治療してもらう必要があります。そうした状態になっても家族だけで解決しようとするのは、とても危険なことです。

しかし、プロに診せると一口に言っても、すべてプロ任せにすることは不可能でしょう。

実際、日本の精神科の医師は忙しく、十分に話を聞かずに薬だけを出して家族に様子を見てくれと言うことも珍しくありません。時間をとってカウンセリングをする場合は、臨床心理士を紹介してくれることがありますが、それでも週1時間程度です。

このようなことを考慮して、ここで私の意見を書かせていただきたいと思います。原則としては、プロの意見や指示に従うことですが、指示が十分なものと思えないときや、プロの治療に入っても、症状の改善がはかばかしくなかったときのアドバイスです。

もちろん、このアドバイスでもうまくいかない場合は、診てもらっているプロにさらに相談したり、もっと専門の医者に診せる必要があることは言うまでもありません。

前章までは、比較的軽症な子どもについて述べてきました。つまり、意欲がない、生きていることがつまらないと思うレベルの子どもで、死にたいとまでは考えていないとか、食欲や睡眠の異常のない場合などです。そういう子どもたちに、いかにして意欲を出させるか、いかにして生きていることに喜びを感じさせるかについて、アドバイスをしてきました。

この手の軽症のものを含めると、子どものうつというのは、実はかなり多いと思っています。

これまでの精神医学では、うつ病というのは30代、40代、50代くらいから増えると考えられてきました。脳内の神経伝達物質は、30代以降に減り始めると考えられるからです。

それから、新型うつ病といわれる、20~30代の人に多く見られるものがあります。会社や学校にいるときだけうつで、そうでないときは比較的元気でいられるタイプのもので、これはうつ病なのか、適応障害といわれるものなのか、議論が分かれています。

子どものうつは、一般的に何をしても面白くないだとか、いろいろなことに興味がもてないというタイプのものや、新型うつ病のように、学校にいるときはずっと体調が悪いけれど、家に帰ったりゲームをしているときは比較的元気というものが多いようです。

このようなやや軽いと思われる症状に関しては、すでに述べたように、どうやってやる気を出させるか、どうしたらいろいろなことに興味をもたせることができるのか、あれこれとテクニックを試してみるのも治療と考えてよいでしょう。現実に薬があまり効かないことが多いので、この手のテクニックのほうが意外に大切なのです。

その方法に効果がないのなら、別の方法を試すことが重要です。それでもなかなかよくならなかったり、不眠や体重減少、死にたいとほのめかすなど重症を思わせる症状が出ているなら、精神科医につなげるだけでなく、家族を含め、専門家の意見を聞きながらの生活指導も大切になります。

「死にたい」という危険なサイン

では、重症のうつとは、どういうものを指すのでしょうか。

子どもの場合、症状が重くて、まったく動けないというような大人のうつの重症のようなものは珍しいのですが、結末が悲惨ということでいえば、自殺の危険性がどのくらいあるかで重症度を決める考え方もあります。

たとえば、子どもが親に言うことはまずないと思いますが、中学生あるいは小学校の高学年になると、友達に、「死にたいんだ」と自殺をほのめかすことがあります。そう言われた子どもたちは、もちろん慌てるでしょう。

いじめによる自殺でも、まったくサインがなかったとは考えにくいと思います。非常に憂鬱《ゆううつ》で暗い顔になっている、あるいは本当に「死にたい」と打ち明けていたりする、その前に自殺未遂まがいのことをしている場合もあるでしょう。あとは、それに周囲が気づくかどうか、まじめに取り上げるかどうかの問題になります。

もちろん、子どもが死にたいと言う場合、とくに思春期なら太宰治のような死に憧れる文学書やネット上の書きものなどを読んで、一過性に死にたいと言う可能性もゼロではありません。

子どもが死ぬと言って自殺未遂を繰り返したり、あるいは、リストカットという問題がありますが、現実には死なないことが多いようです。これらは、親の興味を引こうとしていたり、周りの興味を引こうとしているだけということも少ないので、軽く見過ごされることが多いわけです。

しかしながら、こういうことも含めて、死にたいと口に出した子どもの自殺率は、そうでない子どもと比べて、10倍ぐらい高いとされています。やはり、どんな形であれ、「死にたい」と思ったり、言葉にしたり、近い行動に移す場合は危険だと考えておくにこしたことはありません。

もうひとつは、テレビなどのニュースの自殺報道などによる「連鎖自殺」です。これは本人からのサインがわかりにくいのですが、きわめて危険なものです。

もし子どもがいじめられていて死にたいと思っているときに、テレビのニュースで、別の子が「いじめ自殺」をしたと報道されたとします。そうしたとき、世間では、いじめられていた子が美化されて同情される。「ああ、死んだらこんなにみんなが分かってくれるんだ」と、子どもは勘違いするかもしれません。だから、いじめ自殺の報道が多い年に限って、いじめ自殺が増える。これが現実に起こっているわけです。

いじめられて死にたいとか、死にたいくらいつらいと思っていても、そういう報道がなければ、決行にいたらなかった可能性が大きいのです。そのときに死ななければ、おそらくその子はその後普通に生き続けられたかもしれません。たまたま悪いタイミングで、悪いことが重なるということです。

子どもはよく気持ちが変わります。死にたいと思っていた子どもが、クラス替えがあったとたんに、急に明るくなることがある。だからその時期を、いかに持ちこたえさせるか、これが重要なわけです。

もちろん、自殺報道がすべての子どもに影響を与えるわけではありません。多くの子どもには何の影響も与えないでしょう。しかし、移り気な子どもがたまたま死にたいと思っていたときに報じられるから危険なのです。そのため、国連をはじめ、いろいろな形で自殺報道のガイドラインが作られているのですが、日本は守られていない数少ない先進国とされています。

日本の医療は認識が甘い

それを考えると、日本の医療の現状は、見通しが甘いと言わざるを得ません。日本は精神医学に対する見識が、他科に比べて足りないとしか思えません。たとえば自殺未遂で、薬を100錠飲みましたとか、リストカットして手首から出血しているところを家族に見つけられて、医者に連れて行っても、応急治療や胃洗浄、点滴で助かれば、そのまま退院させてしまう。傷口を縫い終わったらそのまま家に帰してしまうことが多いのです。ガス自殺や飛び降りのような、もっと深刻な自殺未遂のケースでさえそうです。

ところが、そういう形で助かった子どもが再び飛び降りることは珍しくありません。かつて人気タレントだった岡田有希子さんのときも、現実にそうしたことが起こりました。実はガス自殺未遂行為をして、近所の病院で治療を受けた直後に、所属事務所のビルから飛び降りて亡くなりました。

基本的に自殺未遂をする人は、そのすぐ後に、自殺行動に走る確率は高いのです。救急で自殺未遂で担ぎ込まれた人は、専門外の医者の認識不足のために、かなりの数の人がその後自殺しているのです。

いずれにせよ、自殺を防ぐのに有効な手立てとして、入院は重要なものです。ただ、死にたいと願う患者さんは入院に拒否的なことが多く、強制入院が必要なことが多いものです。

本来であれば、精神科で強制入院の対象になるのは「自傷・他害」といって、自分を傷つけ、他人に害を与える危険性がある場合ということになります。たとえば、統合失調症の患者さんが「俺は殺される」と言ってナイフを振り回す。実際に周りの人にナイフを突き刺したりしたら、当然逮捕されて、精神病院に強制入院させられることでしょう。自傷要件というのは、自殺未遂をした人が、そのまま精神科に強制入院されるケースのことです。しかしながら自殺未遂で強制入院になることは稀です。

ところが、そういったことが本当の死につながることがけっこう多いのです。子どもでも本当に自殺未遂した場合だけは、一過性のものと片づけてはいけません。これは、意欲がないとか、気力がないとか、生きていることがつまらないというレベルとは違うと言えます。本当に死にたいとか、実際に自殺行動に走ってしまうレベルでは、対応を変えなければなりません。

医師が強制入院させるなり、家族の同意と医師の判断で入院させるなり、患者さんを真剣に説得するなどして、ある程度心が落ち着くまで、入院治療するのがやはり安全といえるでしょう。

自殺予防教育のすすめ

子どものうつでは自殺が最も危険な問題です。文部科学省からは、自殺予防教育をとり入れる計画があると発表されましたが、今のところ立ち消えになっています。自殺予防教育とは、北欧やアメリカの一部の州で試みられており、非常に有効だとされています。内容は、症状を見る限り、うつ病の可能性があるから、医者にかかるように友達に勧めてあげる、あるいは友達が「死にたい」と言ってきたときどんなふうに話を聞けばよいか、その後の対応をどうすればいいかなどを学校で教えるのです。

こういう教育を受けていると、周りの友達が「この子、うつ病かもしれない」と思ったときに、「おまえさ、絶対うつだよ」と言って、「ほら、学校で習ったじゃん」などと話を持ちかけることができます。学校で習っていると、こういう話題に比較的抵抗感がなくなる。そう言われた子どもも、一度聞いていれば、

「確かにそうかも」ということになりやすい、つまり、医者に行きやすくなるということです。この試みによって実際に自殺率が下がっていることが知られています。

これは、自殺率を下げる上に、コストもそんなにかかりません。それが自殺予防教育の注目すべきメリットです。けれども日本では結局、実行されませんでした。しかし、文部科学省が心の教育だとか、人の心について抽象的な教育をするより、よほど有効なものだと私は考えています。

知り合いの子が「死にたい」と言ったら

では現実に、自分の子どもが「死にたい」と言ったとき、周囲はどのように対応すれば有効なのでしょうか。

あるいは、子どもが自分の親に対して、「僕の友達が死にたいと言うんだけど」と言ってくる場合にどうすればいいのでしょう。

そう言われた子どもに対しては、親としては、「そんなふうに言わずに、すぐ医者に行こうよ、とアドバイスしてはどうだい」と答えるのはどうでしょうか。

とはいえ、医者に行かせるというのは最終的に賢明なことですが、言われて素直に行くのかという問題は残ります。もうひとつ考えないといけないのは、友達はその子どもを信用して打ち明けたのに、親に話したということが知られてしまう、そのことによる影響です。そうすると、「死にたい」と言った本人が、「友達を信用して話したのに裏切られた」と思うかもしれませんし、「僕は病気扱いされているのか」と逆に心を開かなくなって、それが絶望につながる危険性があるからです。

やっぱり友達に「死にたい」と打ち明けられた場合、まずは「どうしたんだよ?」とか、「そんなつらいことがあるのか」とか、「実はいじめられているのか?」といった感じで、こちらの側から、どうしろというサジェスチョンを与えず、まず徹底的に聴いてあげる姿勢が大事になります。「そんなこと言うなよ」と言いたい気持ちは分かりますが、その言葉があると次に言いたいことが言えなくなってしまうことが多いのです。

その上で、「僕だってプロじゃないから、どうしていいか分からないけど、聞いた感じでは、やっぱり普段のおまえとは違うよ。まずスクールカウンセラーの先生のところに行こうよ」と言えばいいのではないでしょうか。そして本人の話をゆっくり聴いてプロにつなげるようにすれば、それなりに納得してくれる可能性が高くなります。

精神科はどうしても行きづらいので、今、述べたようにスクールカウンセラーの先生につなげていくやり方が基本でしょう。

それが利用できない場合は、やはり精神科医につなげていくしかないかもしれません。

スクールカウンセラーとの付き合い方

スクールカウンセラーは、原則的に臨床心理士の資格をもっています。さらに精神科医とつながりももっていることがほとんどです。

資格をもっている上に、学校のメンタルヘルスに関心をもつ人が応募するために、基本的には、スクールカウンセラーは、かなり真剣に取り合ってくれるはずです。少なくとも臨床心理の大学院レベルの教育を受けているなら、自殺をほのめかす発言を軽くとり扱うことはまずないはずです。さらに彼らは、もし手に負えなければ専門の精神科医につなぐといった対応をするはずです。

前出の自殺予防教育の中で重要視されるのは、まず聴くことです。マニュアル的に対応することではありません。子どもは一人ひとり違うからです。睡眠時間は十分とろうとか、眠れなかったら医者に行こうなどといったことがありますが、基本的な原則は十分に聴いて、信頼を得た後で、スクールカウンセラーに相談するとよいでしょう。

スクールカウンセラーは、もちろん、上手にカウンセリング的な対応をしてくれるでしょうが、場合によっては、うつ病というのはこんな病気だということを理解させる、あるいは、うつ病は誰でもかかるという事実を理解させるという対応をとることもあります。とくに精神科医につなげて、薬が必要だと思った場合はそうするでしょう。

思春期、とくに高校生以上の子どもの場合、気分を紛らわせるために、稀には法に触れることが分かっていても大人のまねをして飲酒するケースがあります。これは危険極まりないことです。

うつのときにお酒を飲むと、よけいにうつが悪くなることはよく知られています。その場は気持ちが晴れるのですが、アルコールには、セロトニンという伝達物質をさらに枯渇させてしまうという作用があります。だからうつになった友達を励まそうと思って、大人ぶってお酒を一緒に飲もうという対応は、絶対にいけません。

大人の世界でもお酒を飲んで、気晴らしをして、「そうか、こんなつらいことがあったのか」と言って、「いや、先輩と話をしていて、少し気が楽になりました」ということはあるでしょう。しかし、相手が本当にうつ病の場合は、その人が部屋に帰って眠れなくて、あるいは、いろいろなつらいことが浮かんできて、よけい落ち込んで、その日のうちに自殺をするなどということも珍しくないのです。

まず本人の話を聴く

自殺をほのめかす発言をする本人からの何らかの言葉に対しては、よく話を聴く姿勢が必要です。

目をそらさないで話をよく聴いておく。基本は、まず真剣に聴く姿勢を見せる

ことです。注意すべき点は、前述のように「そんなバカなことを言うんじゃないよ」とか「話が分からないな」などと言わないことです。うっかりそう言ってしまうと、それ以上話さなくなる危険があるし、心を閉ざすことでよけいに自殺のリスクが高まるからです。

この姿勢は、とりわけ親に必要です。まず聴く姿勢を取ってみようということになれば、本人が話すようになるのです。

子どもの場合、うまく言語化できずに、黙り込んでしまう場合も多い。そんなときは、スクールカウンセラーなどは、黙り込んだ子どもに対して、プレイセラピーといって、一緒に遊んであげたり、箱庭を一緒に作るなどして、子どもに遊び心を与えながら、相手を観察したり、相手のことを分かってあげるテクニックをもっているわけです。

このときしゃべらせるだけでなく、一緒に遊ぶことで気持ちが通じ、遊びの無意識の意味を理解して、子どもの気持ちを分かってあげることが大切です。

今回の東日本大震災で憂慮されるのは、東北地方に、臨床心理士を含めて心の

プロが少ないことです。だから、震災後の心のケアがどのくらいうまくいくのかが憂慮されています。

東北地方の大学の医学部の精神科は、ほとんどが生物学的精神医学といって、脳や精神科の薬の研究者が教授になっていて、スタッフの人事を見る限り心のケアが軽視されていることが心配です。

もちろん心の治療に薬は大切です。医者から処方された薬は服用したほうがいいでしょう。

しかし、震災のトラウマや、子どもの心の病のような場合、それだけで治るのは珍しいのです。

そういう点では、きちんとした心のケアのトレーニングを受けた医師や臨床心理士を早急に用意しないと、今後、トラウマの後遺症やうつ、子どもの心の問題などに対応できないのではないかと心配です。

子どものうつ病と児童虐待が国の将来を危うくする

子どものうつと関連して、非常に深刻な問題は、親による児童虐待です。ときに大きなニュースとして報道されています。虐待されている子どもは、怖いから、それを表に出さないことが多い。親のほうも「うちの子はもともとこんな子なんです」と言えば、なかなか介入できないのが日本の実情です。

日本は、児童相談所の力が弱すぎるという問題もあります。児童相談所になんでもっと強制力をもたせないのかということは、不思議で仕方がありません。

児童虐待されている子どもは、日本だけでおおよそ3万から5万人ぐらいいると報告されています。そうした悲劇が、進行中であるにもかかわらず、対応はとても十分とは言えません。アメリカだと、虐待をしないことを証明しないと子どもを返してもらえないのに、日本だと、虐待をしないと親が言い張っただけで帰

されてしまう。そして、そのうちの何人かが死んでいるという問題もあります。

虐待のさらなる悲劇は、その子どもの知的、精神的な発達に悪影響があり、さらにいうと精神障害に陥るだけでなく、犯罪予備軍になる危険もあるということです。親のせいで罪を犯したとしても、その被害者はいい迷惑です。だからこそ虐待対策が大切なのです。

こうした虐待の影響は甚大です。

児童虐待をする親は、平気で嘘をつくという問題があります。だから、虐待が見つかった時点で、ある程度、強制捜査ができないと真相が明らかにならないのです。つまり、児童相談所に正式な捜索権をもたせたり、警察との協力関係を強化する。こういう対策を実行しなければ悲劇は倍加します。

最近になって、虐待する親の親権を停止するという方向性が打ち出されました。いずれにせよ、これまで通りの対応は改められるべきでしょう。

子どもは、次の時代を担う国民の宝ですが、児童虐待の報告数が、20年で、約40倍に増えている現状を考えると、将来は、楽観を許されない状況といっていい

でしょう。もちろん、被害を受けた子どもの精神状態は不安定で、暴力的になったり、ひきこもったりするだけでなく、自殺のリスクも高いのです。

子どもの心の病で、いちばん取り返しがつかない問題は、自殺です。繰り返しますが、最も危ないサインが、「死にたい」という言葉であり、自殺行動です。まず子どもの命をどんなことをしても守ること。多くの場合は、その危険を切り抜けられれば、また成長や発達のレールに乗ることができます。だから、子どものさまざまなうつを軽視せずに、きちんと子どもと向き合う機会だと考えて、試せるだけのことは試してほしいというのが私の切なる願いです。

〈著者プロフィール〉

和田秀樹（わだ・ひでき）

1960年大阪府生まれ、東京大学医学部卒。精神科医。国際医療福祉大学大学院教授（臨床心理学専攻）。一橋大学経済学部非常勤講師（医療経済学）。川崎幸病院精神科顧問。緑鐵受験ゼミナール代表。「学力向上！の会」主宰。老年精神医学、精神分析学（特に自己心理学）、集団精神療法学を専門とし、数多くの書籍を執筆。近著に『老人性うつ』（PHP研究所）、『和田秀樹式　子どもが正しく育つ親の教科書』（技術評論社）、『心の強い男の子の育て方』（学研パブリッシング）などがある。映画初監督作品「受験のシンデレラ」がモナコ国際映画祭優秀作品賞を受賞するなど活躍中。

ウツっぽい子をやる気にする
9つの方法
2012年5月10日　第1刷発行

著　者　和田秀樹
発行人　見城 徹
編集人　福島広司

GENTOSHA

発行所　株式会社 幻冬舎
〒151-0051　東京都渋谷区千駄ヶ谷4-9-7
電話　03(5411)6211(編集)
03(5411)6222(営業)
振替00120-8-767643
印刷・製本所：中央精版印刷株式会社

検印廃止

ISBN978-4-344-02179-2　C0095
幻冬舎ホームページアドレス　http://www.gentosha.co.jp/

この本に関するご意見・ご感想をメールでお寄せいただく場合は、
comment@gentosha.co.jpまで。